全国中医药行业中等职业教育"十二五"规划教材

药 事 法 规

（供中药、中药制药专业用）

主 编 李 梅（山东省莱阳卫生学校）
副主编 查道成（南阳医学高等专科学校）
　　　　 吴 薇（山东省青岛卫生学校）
　　　　 袁继伟（黑龙江省中医药学校）
编 委（以姓氏笔画为序）
　　　　 李 梅（山东省莱阳卫生学校）
　　　　 吴 薇（山东省青岛卫生学校）
　　　　 张晓媛（北京市实验职业学校）
　　　　 林 琳（山东省莱阳卫生学校）
　　　　 庞 红（辽宁医药职业学院）
　　　　 查道成（南阳医学高等专科学校）
　　　　 袁继伟（黑龙江省中医药学校）
　　　　 高艳丽（郑州市卫生学校）

中国中医药出版社
·北 京·

图书在版编目（CIP）数据

药事法规/李梅主编 . —北京：中国中医药出版社，2015.8
全国中医药行业中等职业教育"十二五"规划教材
ISBN 978 - 7 -5132 - 2542 -7

Ⅰ.①药…　Ⅱ.①李…　Ⅲ.①药政管理 - 中等专业学校 - 教材　②药事法规 -
中等专业学校 - 教材　Ⅳ.①R95

中国版本图书馆 CIP 数据核字（2015）第 116687 号

中 国 中 医 药 出 版 社 出 版
北京市朝阳区北三环东路 28 号易亨大厦 16 层
邮政编码　100013
传真　010 64405750
北京中艺彩印包装有限公司印刷
各地新华书店经销

*

开本 787×1092　1/16　印张 11.25　字数 252 千字
2015 年 8 月第 1 版　2015 年 8 月第 1 次印刷
书　号　ISBN 978 - 7 - 5132 - 2542 - 7

*

定价　23.00 元
网址　www. cptcm. com

全国中医药职业教育教学指导委员会

张美林（成都中医药大学附属医院针灸学校党委书记、副校长）

张登山（邢台医学高等专科学校教授）

张震云（山西药科职业学院副院长）

陈　燕（湖南中医药大学护理学院院长）

陈玉奇（沈阳市中医药学校校长）

陈令轩（国家中医药管理局人事教育司综合协调处副主任科员）

周忠民（渭南职业技术学院党委副书记）

胡志方（江西中医药高等专科学校校长）

徐家正（海口市中医药学校校长）

凌　娅（江苏康缘药业股份有限公司副董事长）

郭争鸣（湖南中医药高等专科学校校长）

郭桂明（北京中医医院药学部主任）

唐家奇（湛江中医学校校长、党委书记）

曹世奎（长春中医药大学职业技术学院院长）

龚晋文（山西职工医学院/山西省中医学校党委副书记）

董维春（北京卫生职业学院党委书记、副院长）

谭　工（重庆三峡医药高等专科学校副校长）

潘年松（遵义医药高等专科学校副校长）

秘　书　长　周景玉（国家中医药管理局人事教育司综合协调处副处长）

前　言

　　中医药职业教育是我国现代职业教育体系的重要组成部分，肩负着培养中医药多样化人才、传承中医药技术技能、推动中医药事业科学发展的重要职责。教育要发展，教材是根本，是提高教育教学质量的重要保证，是人才培养的重要基础。为贯彻落实习近平总书记关于加快发展现代职业教育的重要指示精神和《国家中长期教育改革和发展规划纲要（2010—2020 年)》，国家中医药管理局教材办公室、全国中医药职业教育教学指导委员会紧密结合中医药职业教育特点，适应中医药中等职业教育的教学发展需求，突出中医药中等职业教育的特色，组织完成了"全国中医药行业中等职业教育'十二五'规划教材"建设工作。

　　作为全国唯一的中医药行业中等职业教育规划教材，本版教材按照"政府指导、学会主办、院校联办、出版社协办"的运作机制，于 2013 年启动编写工作。通过广泛调研、全国范围遴选主编，组建了一支由全国 60 余所中高等中医药院校及相关医院、医药企业等单位组成的联合编写队伍，先后经过主编会议、编委会议、定稿会议等多轮研究论证，在 400 余位编者的共同努力下，历时一年半时间，完成了 36 种规划教材的编写。本套教材由中国中医药出版社出版，供全国中等职业教育学校中医、护理、中医护理、中医康复保健、中药和中药制药等 6 个专业使用。

　　本套教材具有以下特色：

　　1. 注重把握培养方向，坚持以就业为导向、以能力为本位、以岗位需求为标准的原则，紧扣培养高素质劳动者和技能型人才的目标进行编写，体现"工学结合"的人才培养模式。

　　2. 注重中医药职业教育的特点，以教育部新的教学指导意见为纲领，贴近学生、贴近岗位、贴近社会，体现教材针对性、适用性及实用性，符合中医药中等职业教育教学实际。

　　3. 注重强化精品意识，从教材内容结构、知识点、规范化、标准化、编写技巧、语言文字等方面加以改革，具备"精品教材"特质。

　　4. 注重教材内容与教学大纲的统一，涵盖资格考试全部内容及所有考试要求的知识点，满足学生获得"双证书"及相关工作岗位需求，有利于促进学生就业。

　　5. 注重创新教材呈现形式，版式设计新颖、活泼，图文并茂，配有网络教学大纲指导教与学（相关内容可在中国中医药出版社网站 www.cptcm.com 下载），符合中等职业学校学生认知规律及特点，有利于增强学生的学习兴趣。

　　本版教材的组织编写得到了国家中医药管理局的精心指导、全国中医药中等职业教育学校的大力支持、相关专家和教材编写团队的辛勤付出，保证了教材质量，提升了教材水平，在此表示诚挚的谢意！

我们衷心希望本版规划教材能在相关课程的教学中发挥积极的作用，通过教学实践的检验不断改进和完善。敬请各教学单位、教学人员及广大学生多提宝贵意见，以便再版时予以修正，提升教材质量。

国家中医药管理局教材办公室

全国中医药职业教育教学指导委员会

中国中医药出版社

2015 年 4 月

编写说明

　　《药事法规》是根据国务院常务会议部署加快发展现代职业教育的精神，为适应我国中医药中等职业教育发展的需要，全面推进素质教育，培养高素质劳动者和技能型人才，由全国中医药职业教育教学指导委员会、国家中医药管理局教材办公室统一规划、宏观指导，中国中医药出版社组织编写的"全国中医药行业中等职业教育'十二五'规划教材"之一。本教材主要供中等职业学校中药、中药制药专业学生使用。

　　本教材的编写以药品管理的法律法规为核心，以药品生产、经营、使用质量、监督管理为重点，力求反映药事管理的新知识、新法规、新进展。教材编写在体现科学性、系统性、规范性的同时，突出了时效性，注重与现行法律法规尽可能地保持一致；突出了实用性，强化案例教学，精选与内容相关的典型案例，由案例引出问题，进行讨论，注重激发学生的学习兴趣，"以例释理"，将基本理论融入大量实例中，实现师生互动。编写体例上尽可能符合中职学生的认知特点，增加了目标检测题的数量，以确保教材的可操作性。

　　具体编写分工：李梅编写第三章；查道成编写第六章、第十章；袁继伟编写第九章；吴薇编写第七章；高艳丽编写第一章、第五章；庞红编写第二章、第四章；张晓媛编写第八章；林琳编写第十一章。李梅对全书进行统稿。

　　教材在编写过程中参阅了大量有关药事管理的文献和实例，书后附主要参考书目，在此向有关文献和资料的作者表示衷心感谢，同时也向所有为本教材的编写和出版提供帮助者表示最诚挚的谢意。

　　由于时间仓促，编者水平有限，书中疏漏与不妥之处在所难免，恳请各位专家、读者提出宝贵意见，以便再版时修订提高。

《药事法规》编委会
2015 年 5 月

目 录

第一章 绪 论

 知识要点

1. 药事管理的概念与特点。
2. 法的概念与法律渊源的种类。
3. 法律责任的分类。

沙利度胺（反应停）事件

20 世纪 60 年代初期，联邦德国一家制药厂生产了一种安眠药沙利度胺（也译为反应停）。该药对妊娠呕吐有明显疗效，一时各国争相上市，不到 1 年时间，反应停风靡欧洲、非洲、澳洲和南美洲，作为一种"没有任何副作用"的抗妊娠反应药物，成为"孕妇的理想选择"。但在美国，反应停遇到了 FDA 的市场准入调查。FDA 官员对其安全性抱有疑问，最终反应停没有获准进入美国市场。

1961 年 10 月，有学者在国际妇产科学术会议上报道了反应停从 1956～1961 年 5 年间引起海豹型畸胎 6000～8000 个。这一震惊世界的"反应停事件"，给人们敲响了重视药品安全性的警钟。该事件对人们认识药物不良反应及建立完善的药品审批和不良反应检测制度起到了至关重要的推动作用。

问题：

1. 药品监督管理部门在该事件中应发挥什么样的作用？
2. 为保障药品安全，在其生产、上市过程中要注意哪些问题？

第一节 药事管理概述

一、药事

药事，即药学事业，是指与药品的安全、有效、经济、合理、方便、及时使用相关的药品研究与开发、制造、采购、储藏、营销、运输、交易中介、服务、使用等活动，包括与药品价格、药品储备、医疗保险有关的活动。药事的具体含义根据国家有关药品管理的法规、政策、规范、准则等的变化而发生变化。

药事主要包括药物研究、药品生产、药品经营、药品检验、药品价格、药品广告、药品使用、药品管理、药学教育等内容。与药事相关的还有药事组织、药事管理、药事法规、药学杂志等。

药事的职能是为药学事业的发展培养药学人才；为人们防治疾病提供药品；并提供药学服务，指导人民合理用药。

二、药事管理

（一）药事管理的概念

药事管理是指为了保证人民用药安全、有效、经济、合理、方便、及时，国家对药学事业进行综合管理，运用管理学、法学、社会学、经济学的基本原理和方法对药事活动进行研究，总结其规律，并用以指导药事工作健康发展的社会活动。

（二）药事管理的分类

药事管理包括宏观和微观两个方面。

宏观的药事管理系指国家依照《宪法》制定并施行相关法规、规章，为实现国家制定的医药卫生工作的社会目标，对药事进行有效治理的管理活动，我国又称为药政管理或药品监督管理。其主要包括药品监督管理、基本药物管理、药品储备管理、药品价格管理、医疗保险用药与定点药店管理等。

微观的药事管理系指药事组织依法通过施行相关的管理措施，对药事活动施行必要的管理。其主要包括药品研究与开发质量管理、药品生产质量管理、药品经营质量管理、药学信息管理、医疗保险用药销售管理、药学服务管理等，也包括职业道德范畴的自律性管理。

（三）药事管理的特点

1. **专业性** 要做好药事管理，既要掌握药学专业的基础理论、知识、技术方法及应用等，同时又必须熟悉现代管理的相关知识和方法。

2. **政策性** 药事管理是依照国家相关法律法规、行政规章的规定对药学事业进行的综合管理，在管理过程中必须依法行事。

3. **实践性** 与药事管理相关的法律法规、方针政策都是从药品生产、经营、使用和管理实践过程中总结、升华而产生的；反过来，这些法律法规和方针政策又用于指导药事管理的实际工作，在实践中得到检验，并不断改进和发展。

4. **时效性** 药事管理的法律法规在实际应用中会根据时代的发展不断被修订和完善。新版法律法规颁布实施后，前一版即时作废，即"新法废旧法"。

（四）药事管理的目的

药事管理是医药卫生事业管理的重要组成部分。药事管理的目的是为了保证人民用药安全、有效、经济、合理、方便、及时，不断提高人民的健康水平，不断提高药事组织的经济、社会效益。

（五）药事管理的意义

1. 药事管理有助于建立基本医疗卫生制度　建立基本医疗卫生制度的目标是让人人享有基本医疗卫生服务。药品供应保障体系是基本医疗卫生制度的组成部分，享有卫生保健的公平性及医疗费用等问题都涉及药品生产、供应、使用的政策、管理等药事管理的问题。因此，药事管理工作在医药卫生事业管理中占有非常重要的地位。

2. 药事管理有利于保证用药安全有效　药品是特殊的商品，具有两重性，既可以防治疾病，又有不同程度的毒副作用。只有加强管理、合理使用，才能保障人民健康；若疏于管理，则易被不法分子作为牟取暴利的工具，进行以假充真、以劣充优、制售假劣药的违法犯罪活动，会严重危害人民的生命健康，引起严重的社会问题。国家通过制定药事管理的法律法规对药事组织施行管理，体现国家和政府对人民健康利益的关心，也是国家法制化建设的一个重要方面。

3. 药事管理有利于促进我国医药产业健康发展　目前国内药企的数目不少，但行业创新能力弱，生产格局小、散、乱的现象突出，部分药品产能过剩严重。大部分企业在高端药物和专利药物上研发能力不足，企业便在低端市场上过度竞争。目前我国进行的医保控费和消除"以药养医"，将促进医疗资源的合理配置和严格规范临床药物使用，从而使药品市场容量得到合理控制。在需求优化的趋势下，势必形成药品资源的优胜劣汰，加速国内药企整合，促进医药产业的健康发展。

第二节　法学基础知识

一、法的基本知识

（一）法的概念

法是由国家制定或者认可，体现统治阶级意志，并由国家强制力保证实施的具有普遍效力的行为规范的总称。

（二）法的渊源

法的渊源是指由不同国家机关制定、认可和变动的，具有不同法的效力或地位的各种法的形式。我国法律包括宪法、法律、行政法规、地方性法规、自治法规、行政规章、国际条约和国际惯例等。

1. 宪法　是由全国人民代表大会制定和修改的，是国家最根本的大法，具有最高法律地位和法律效力，任何法律、行政法规和地方性法规都不得违背宪法。

2. 法律　是由全国人民代表大会及其常务委员会，经一定的立法程序制定的规范性文件，由国家主席签署主席令并公布，法律的地位和效力低于宪法而高于其他法。如《中华人民共和国药品管理法》（以下简称《药品管理法》）。

3. 行政法规　是由最高国家行政机关国务院依法制定和修订的、有关行政管理和管理行政事项的规范性文件的总称。行政法规由总理签署国务院令公布，效力高于地方性法规和规章。如《中华人民共和国药品管理法实施条例》（以下简称《药品管理法实施条例》）。

4. 地方性法规　是省、自治区、直辖市人民代表大会及其常务委员会，依法制定的在本行政区域内具有法律效力的规范性文件。

5. 自治法规　是民族自治地方的权力机关制定的特殊的地方规范性文件，即自治条例和单行条例的总称。

6. 行政规章　是有关行政机关依法制定的事关行政管理的规范性文件的总称，分为部门规章和政府规章，其地位低于宪法、法律、行政法规，不得与它们相抵触。

7. 国际条约、国际惯例　国际条约是指我国全国人民代表大会常务委员会、国家主席或国务院同外国缔结的双边、多边协议和其他具有条约、协定性质的文件。国际惯例是指以国际法院等各种国际裁决机构的判例体现或者确认的国际法规则和国际交往中形成的共同遵守的不成文的习惯。

在我国，除了上述法的渊源外，还有特别行政区的规范性文件、中央军事委员会制定的军事法规和军内有关方面制定的军事规章等。

知识链接

药品相关的法律法规

1984 年，全国人民代表大会常务委员会审议通过《中华人民共和国药品管理法》，第一次以法律的形式对药品研制、生产、经营和使用环节进行规定，明确了生产、销售假劣药品的法律责任，标志着中国药品监管工作进入了法制化轨道。该法于 2001 年进行了修订。

截至 2008 年，国务院共颁布了 17 部与药品相关的行政法规，主要包括《关于加强食品等产品安全监督管理的特别规定》《中华人民共和国药品管理法实施条例》《麻醉药品和精神药品管理条例》《疫苗流通和预防接种管理条例》《中药品种保护条例》等。

根据《中华人民共和国药品管理法》，国家药品监管部门制定了 29 个规章，主要包括《药品召回管理办法》《药品注册管理办法》《药物非临床研究质量管理规范》《药物临床试验质量管理规范》《药品生产监督管理办法》《药品经营许可证管理办法》《药品流通监督管理办法》等。

（三）法律的效力

法律的效力是指法律的适用范围，即法律在什么领域、什么时期和对什么人有效的问题。法律效力分为空间效力、时间效力和对人的效力。

1. 空间效力　指法律生效的地域范围（包括领土、领海和领空）。通常全国性法律适用于全国，地方性法规仅在本地区有效。

2. 时间效力　指法律何时生效、何时终止效力及法律对其生效以前的事件和行为有无溯及力。

3. 效力对象　指法律对什么人生效，如有的法律适用于全国公民，有的法律只适用于一部分公民。

（四）法律责任

1. 法律责任的概念　法律责任是指因违反了法定义务或契约义务，或不当行使法律权利、权力所产生的，由行为人承担的不利后果。法律责任必须由司法机关或者法律授权的国家机关予以追究。

2. 法律责任的分类　根据违法行为所违反的法律性质，法律责任分为民事责任、刑事责任、行政责任、违宪责任和国家赔偿责任。

（1）民事责任　是指由于违反民事法律、违约或者由于民法规定所应承担的一种法律责任。包括停止侵害、排除妨碍、消除危险、返还财产、恢复原状、修理、重作、更换、赔偿损失、支付违约金、消除影响、恢复名誉、赔礼道歉等。

（2）刑事责任　是指行为人因其犯罪行为所必须承受的、由司法机关代表国家所确定的否定性法律后果。

刑事责任包括主刑和附加刑。主刑包括管制、拘役、有期徒刑、无期徒刑、死刑；附加刑包括罚金、剥夺政治权利、没收财产、驱逐出境。

（3）行政责任　是指因违反行政管理法规的规定而应承担的法律责任，分为行政处分（内部制裁措施）和行政处罚。行政处分包括警告、记过、记大过、降级、撤职、开除。行政处罚包括警告、罚款、没收违法所得、没收非法财物、责令停产停业、暂扣或吊销许可证、暂扣或吊销执照、行政拘留等。

（4）违宪责任　是指有关国家机关制定的某种法律和法规、规章，或有关国家机关、社会组织或公民从事了与宪法规定相抵触的活动而产生的法律责任。

（5）国家赔偿责任　是指在国家机关行使公共权力时由于国家机关及其工作人员违法行使职权所引起的由国家作为承担主体的赔偿责任。

二、行政法规的相关知识

（一）行政许可

行政许可是指行政机关根据公民、法人或者其他组织的申请，经依法审查，准予其从事特定活动的行为。

1. 设定、实施行政许可的原则 主要包括合法性原则，公开、公平、公正原则，便民原则，信赖保护原则等。

2. 设定行政许可的事项 《药品管理法》确定的行政许可项目包括：药品临床研究许可，颁发药品临床研究批准证明文件；药品上市许可，颁发药品生产批准文号、《进口药品注册证》《医药产品注册证》等；药品生产许可，颁发《药品生产许可证》；药品经营许可，颁发《药品经营许可证》；医疗机构制剂许可，颁发《医疗机构制剂许可证》等。

3. 撤销行政许可的情形 作出行政许可决定的行政机关或者其上级行政机关，根据利害关系人的请求或者依据职权，可以撤销行政许可，主要有以下几种情况。

（1）行政机关工作人员滥用职权、玩忽职守作出准予行政许可决定的。

（2）超越法定职权作出准予行政许可决定的。

（3）违反法定程序作出准予行政许可决定的。

（4）对不具备申请资格或者不符合法定条件的申请人准予行政许可的。

（5）依法可以撤销行政许可的其他情形。

当撤销行政许可可能对公共利益造成重大损害时，不得撤销。

（二）行政处罚

行政处罚是指行政机关或其他行政主体依法定职权和程序对违反行政法规尚未构成犯罪的相对人给予行政制裁的具体行政行为。

1. 行政处罚的原则 主要包括法定原则，公开、公平、公正原则，适应违法行为原则，结合教育原则，民事刑事责任适用原则等。

2. 行政处罚的程序

（1）简易程序（当场处罚程序） 对于事实清楚、后果轻微的行政违法行为，拟警告或数额较小的罚款（对公民处 50 元以下，对法人或其他组织处 1000 元以下的罚款）时，可当场作出行政处罚决定的程序。

（2）一般程序 具体内容：调查取证；告知处罚事实、理由、依据和有关权利；听取陈述、申辩或者举行听证会；作出行政处罚决定；作出行政处罚决定书。

（3）听证程序 行政机关作出三类行政处罚决定（责令停产停业、吊销许可证或者执照、较大数额罚款）之前，应当告知当事人有要求听证的权利；当事人要求听证的，行政机关应当组织听证。

（三）行政复议

行政复议是指公民、法人或者其他组织不服行政主体做出的具体行政行为，认为行政主体的具体行政行为侵犯了其合法权益，依法向法定行政复议机关提出复议申请，行政复议机关依照法定程序对引起争议的具体行政行为进行合法性、适当性审查，并做出行政复议决定的行政行为。

1. 行政复议的范围 凡是可以提起行政诉讼的行政争议案件，都可以申请行政复议；不能提起行政诉讼的行政争议，只要单行法律、法规规定可以申请行政复议的，公民、法人或者其他组织就可以申请行政复议。

2. 行政复议的条件 申请人应符合资格；有明确的被申请人；有具体的复议请求和事实依据；属于复议范围和受理复议机关管辖；法律法规规定的其他条件。

3. 行政复议的期限 行政复议申请人应自知道行政机关的具体行政行为侵犯其合法权益之日起 60 日内申请行政复议。因不可抗力或其他正当理由耽误法定申请期限的，申请期限自障碍消除之日起继续计算。

（四）行政诉讼

行政诉讼是指公民、法人或其他组织认为国家行政机关及工作人员的具体行政行为侵犯其合法权益时，依法向人民法院提起诉讼，并由人民法院对具体行政行为是否合法进行审查并做出裁判的活动。

1. 行政诉讼的受案范围 受理事项包括：①对拘留、罚款、吊销许可证和执照、责令停产停业、没收财产等行政处罚不服的。②对限制人身自由或者对财产的查封、扣押、冻结等行政强制措施不服的。③认为法律机关侵犯法律规定的经营自主权的。④认为符合法定条件申请行政机关颁发许可证和执照，行政机关拒绝颁发或者不予答复的。⑤申请行政机关保护人身权、财产权的法定职责，行政机关拒绝履行或者不予答复的。⑥认为行政机关没有依法发给抚恤金的。⑦认为行政机关违法要求履行义务的。⑧认为行政机关侵犯其他人身权、财产权的。除上述规定外，人民法院受理法律、法规规定可以提起诉讼的其他行政案件。

2. 行政诉讼起诉和受理 行政诉讼需要有原告、被告、具体的诉讼请求和事实根据，并且属于人民法院受案范围和受诉人民法院管辖。

公民、法人或者其他组织直接向人民法院提起诉讼的，应当在知道做出具体行政行为之日起 3 个月内提出。人民法院接到起诉状后，经审查，应当在 7 日内立案或者作出裁定不予受理。原告对裁定不服的，可以提起上诉。

目标检测

一、单项选择题

1. 我国第一部《药品管理法》的颁布时间是（　　）
   A. 1998 年　　　　　　　　B. 1988 年
   C. 2000 年　　　　　　　　D. 1984 年
   E. 1985 年
2. "新法废旧法"体现的是药事管理的（　　）
   A. 时效性　　　　　　　　B. 综合性

　　C. 政策性　　　　　　　　　　　D. 实践性

　　E. 专业性

3. 法律责任不包括（　　）

　　A. 刑事责任　　　　　　　　　　B. 民事责任

　　C. 法律责任　　　　　　　　　　D. 行政责任

　　E. 违宪责任

4. 设定、实施行政许可的原则不包括（　　）

　　A. 合法性原则　　　　　　　　　　B. 公开、公平、公正原则

　　C. 便民原则　　　　　　　　　　　D. 信赖保护原则

　　E. 适应违法行为原则

5. 行政复议申请人应自知道行政机关的具体行政行为侵犯其合法权益之日起（　　）申请行政复议

　　A. 7 日内　　　　　　　　　　　B. 15 日内

　　C. 30 日内　　　　　　　　　　 D. 60 日内

　　E. 3 个月内

6. 公民、法人或者其他组织直接向人民法院提起诉讼的，应当在知道作出具体行政行为之日起（　　）提出

　　A. 30 日内　　　　　　　　　　 B. 7 日内

　　C. 2 个月内　　　　　　　　　　D. 3 个月内

　　E. 6 个月内

二、多项选择题

1. 药事管理的特性包括（　　）

　　A. 专业性　　　　　　　　　　　B. 经济性

　　C. 政策性　　　　　　　　　　　D. 实践性

　　E. 时效性

2. 药事管理的目的是（　　）

　　A. 提高宏观药事管理水平

　　B. 保证人民用药安全、有效、经济、合理、方便、及时

　　C. 不断提高人民的健康水平

　　D. 不断提高药事组织的经济、社会效益水平

　　E. 对药事活动施行必要的管理

3. 法律的效力包括（　　）

　　A. 时间效力　　　　　　　　　　B. 空间效力

　　C. 地域效力　　　　　　　　　　D. 对人的效力

　　E. 对事的效力

4.《药品管理法》中关于行政许可的表现形式包括（　　）

A. 《药品生产许可证》　　　　B. 《药品经营许可证》

C. 《进口药品注册证》　　　　D. 《医药产品注册证》

E. 《医疗机构制剂许可证》

5. 行政处罚中可以使用简易程序的情形有（　　）

A. 警告　　　　　　　　　　B. 吊销许可证

C. 责令停产　　　　　　　　D. 对公民处 50 元以下罚款

E. 对法人或其他组织处 1000 元以下罚款

三、简答题

1. 药事和药事管理的概念是什么？

2. 为什么要加强药事管理？

3. 简述法律渊源的分类。

第二章　药事组织

知识要点

1. 药事组织的概念及类型。
2. 我国的药品监督管理组织及主要部门的职责。

第一节　药事组织概述

一、药事组织的概念

药事组织是指为了实现药学社会任务所提出的目标，经人为分工形成的各种形式的从事与药品、药学相关活动的组织机构的总称。药事组织是药学事业的基础。人们往往把药学行业中各单位、部门、企业、机构等统称为药事组织。

二、药事组织的类型

根据药事组织在药学事业中所起作用的不同，分为5种类型。

1. 药学教育、科研组织

（1）药学教育组织　主要功能是为维持和发展药学事业，培养药学专业技术人才。包括高等医药院校、中高等医药职业学校和药学继续教育培训机构。

（2）药学科研组织　主要功能是研发新药、改进现有药品，以及围绕药品和药学的发展进行基础研究，提高创新能力，发展药学事业。包括独立的药物研究院和附设在高等药学院校、大型制药企业、大型医院中的药物研究所。

2. 药品生产、经营组织　主要功能是生产和经销药品。主要包括药品生产企业、药品经营企业（批发企业、零售企业）。

3. 医疗机构药事组织　主要功能是通过采购药品、调配处方、配制制剂、提供用药咨询等活动，为患者提供合格药品和药学服务，保证合理用药。

4. 药品监督管理组织　是指管理药品及药学企事业组织的国家行政机关。其功能是代表国家对药品及药学企事业组织进行监督、管理和控制，制定国家药品政策及药事法律法规，并保证国家意志的贯彻执行。

5. 药学社团组织　近年来，药学社团组织已成为企业与政府机构联系的纽带，发挥了协助政府管理药事活动的作用。其功能是对行业、职业的管理，包括药学学术组织、药学行业协会等。

第二节　药品监督管理组织

一、我国药品监督管理体制

目前，我国药品监督管理体制实行省级以下由各级地方政府分级管理制度。国家食品药品监督管理总局（CFDA）是国家药品监督管理的最高行政机构，统管全国食品及药品行业，下设省、市、县三级药品监督管理行政机构，业务上受上级药品监督管理部门和同级卫生行政部门的指导和监督。除此之外，国家食品药品监督管理总局直属的技术监督部门和各级药品监督检验所承担了药品监督管理的技术工作。

二、我国药品监督管理机构

我国现行药品监督管理机构分为行政监督机构和技术监督机构。药品监督管理行政机构包括国家食品药品监督管理总局，省、自治区、直辖市食品药品监督管理局，地市级食品药品监督管理局和县区级食品药品监督管理局。药品监督管理技术机构包括国家食品药品监督管理总局直属技术机构和各级食品药品检验机构。

（一）药品监督管理行政机构

1. 国家食品药品监督管理总局（CFDA）　是国务院综合监督食品、化妆品、医疗器械安全事务和主管药品监管的直属机构。其主要职责如下。

（1）负责起草食品（含食品添加剂、保健食品）安全、药品（含中药、民族药）、医疗器械、化妆品监督管理的法律法规草案，拟订政策规划，制定部门规章，建立食品药品重大信息直报制度，并组织实施和监督检查，着力防范区域性、系统性食品药品安全风险。

（2）负责制定食品行政许可的实施办法并监督实施。建立食品安全隐患排查治理机制，制定全国食品安全检查年度计划、重大整顿治理方案并组织落实。负责建立食品安全信息统一公布制度，公布重大食品安全信息。参与制定食品安全风险监测计划、食品安全标准，根据食品安全风险监测计划开展食品安全风险监测工作。

（3）负责组织制定、公布《中国药典》等药品和医疗器械标准、分类管理制度并监督实施。负责制定药品和医疗器械研制、生产、经营、使用质量管理规范并监督实施。负责药品、医疗器械注册并监督检查。建立药品不良反应、医疗器械不良事件监测体系，并开展监测和处置工作。拟订并完善执业药师资格准入制度，指导监督执业药师注册工作。参与制定国家基本药物目录，配合实施国家基本药物制度。制定化妆品监督管理办法并监督实施。

（4）负责制定食品、药品、医疗器械、化妆品监督管理的稽查制度并组织实施，组织查处重大违法行为。建立问题产品召回和处置制度并监督实施。

（5）负责食品药品安全事故应急体系建设，组织和指导食品药品安全事故应急处置和调查处理工作，监督事故查处落实情况。

（6）负责制定食品药品安全科技发展规划并组织实施，推动食品药品检验检测体系、电子监管追溯体系和信息化建设。

（7）负责开展食品药品安全宣传、教育培训、国际交流与合作，推进诚信体系建设。

（8）指导地方食品药品监督管理工作，规范行政执法行为，完善行政执法与刑事司法衔接机制。

（9）承担国务院食品安全委员会日常工作。负责食品安全监督管理综合协调，推动健全协调联动机制。督促检查省级人民政府履行食品安全监督管理职责并负责考核评价。

（10）承办国务院及国务院食品安全委员会交办的其他事项。

2. 省、自治区、直辖市食品药品监督管理局　综合监督管理全省食品、药品、医疗器械、化妆品安全的直属机构。其主要职责如下。

（1）核发《药品生产许可证》《药品经营许可证》《医疗机构制剂许可证》；组织《药品生产质量管理规范（GMP）》《药品经营质量管理规范（GSP）》的现场认证；对新药和仿制药的申报资料进行形式审查。

（2）对辖区内药品的生产、经营、使用进行监督抽验。

（3）审批药品广告，核发药品广告批准文号。

（4）对辖区内违反《药品管理法》及相关法规的行为进行调查和行政处罚。

（5）组织辖区内执业药师资格考试、注册、发证、培训等工作。

（6）领导省以下药品监督管理机构，组织培训辖区内药品监督管理干部。

根据《国务院机构改革和职能转变方案》，职能调整后的省级药品监督管理局增加了食品安全监管职能及国家食品药品监督管理总局下放的部分职能，包括药品、医疗器械质量管理规范认证；药品再注册及不改变药品内在质量的变更申请行政许可；国产第三类医疗器械不改变内在质量的变更申请行政许可；药品委托生产行政许可；进口非特殊用途化妆品行政许可。

（二）药品监督管理技术机构

1. 中国食品药品检定研究院　是行使国家对药品和医疗器械的审批检验，对药品、食品、医疗器械和化妆品实行监督检验职能的法定机构，是全国药品检验的最高技术仲裁机构和全国药品检验所业务技术的指导中心。

2. 国家药典委员会　主要负责编制《中国药典》，组织制定和修订国家药品标准及直接接触药品的包装材料和容器、药用辅料的药用要求与标准。

3. 药品审评中心　主要负责药品注册申请的技术审评，为药品注册管理的科学化、规范化提供技术支持。

4. 药品评价中心　主要负责国家基本药物目录的制定，非处方药的筛选，上市后药品的再评价和淘汰，药品、医疗器械产品不良反应监测的技术工作。

5. 食品药品审核查验中心　负责承办药品认证的具体工作。参与《药品非临床研究质量管理规范》《药品临床试验质量管理规范》《药品生产质量管理规范》《药品经营质量管理规范》《中药材生产质量管理规范》《医疗机构制剂配置质量管理规范》的制定和修订，组织认证和现场检查工作。

6. 国家中药品种保护审评委员会　是国家审批中药保护品种的专业技术审查和咨询机构，负责对申请保护的中药品种进行审评。

7. 执业药师资格认证中心　承担执业药师资格考试的命题、组卷、初审、终审以及考试测评等工作；同时负责对全国执业药师进行注册登记，组织继续教育。

8. 医疗器械技术审评中心　负责对进口医疗器械产品进行技术审评；对医疗器械新产品和申请注册的境内医疗器械第三类产品试产和准产进行技术审评。

使用头孢曲松钠制剂致死案

国家药品不良反应监测中心 2004 年 1 月的数据显示，在此 1 个月中宁夏发现 2 例成人因使用头孢曲松钠制剂后发生严重不良反应而死亡的病例。宁夏回族自治区食品药品监督管理局在接到国家药品监督管理部门《关于修订头孢曲松钠说明书中警示语和注意事项的通知》后，立即将该文件转发至各市、县级食品药品监督管理部门，要求其通知辖区内医疗机构和药品经营单位，提醒医务人员在使用头孢曲松钠制剂时避免与含钙溶液配伍；同时，按规定收集该药品的不良反应情况并及时报告。

问题：简述我国药品监督管理体制。

三、国外药品监督管理机构

1. 世界卫生组织（WHO）　是联合国下属的一个专门机构，成立于 1948 年 4 月 7 日，总部设在瑞士日内瓦，是国际上最大的政府间卫生组织。WHO 主要负责对全球卫生事务提供领导，向各国提供技术支持及监测和评估卫生趋势。

2. 美国食品药品管理局（FDA）　是美国联邦政府卫生与人类部下设的专门机构，负责全国食品、人用药品、兽用药品、医疗器械用品、化妆品等的监督管理。在国际上，FDA 被公认为是世界上较大的食品与药品管理机构之一。

3. 日本药务局　隶属于中央政府厚生劳动省，负责食品、药品、化妆品、生物制品、医疗器械等的管理。

第三节　药学教育、科研及社会团体组织

一、药学教育组织

我国现代药学教育经历了近百年的发展历程，已形成由高等药学教育、中等药学教育、药学继续教育构成的多层次、多类型、多种办学形式的药学教育体系。

截止 2010 年底，全国设置有药学类专业的普通高等院校共有 567 所，其中，本科院校 327 所、医药高等专科学校 43 所、独立设置的高等职业技术学院 197 所，成为世界上设有药学类专业的高校最多的国家。

327 所本科院校中包括独立药科大学 2 所，医科大学下设的药学院 49 所，中医药大学 23 所，综合性大学下设药学院的 102 所。另有 100 多所中等学校设置有药剂和中药专业，药学继续教育主要由设有药学类专业的高校、中等学校和药学会承担。

二、药学科研组织

全国有独立的药物研究院所 130 个，除大型制药企业设立的药物科研机构外，其他均为国家投资兴办的事业单位。著名的药物研究单位有中国科学院上海药物研究所、中国中医科学院中药研究所、军事医学科学院药物毒理研究所、上海医药工业研究院等。

三、药学社会团体组织

（一）中国药学会（CPA）

中国药学会成立于 1907 年，是我国成立较早的学术性社会团体之一。CPA 是依法成立的由全国药学科学技术工作者组成的具有学术性、公益性、非营利性的社会团体，是党和政府联系药学科学技术工作者的桥梁和纽带，是推动中国药学科学技术事业发展的重要社会力量。

中国药学会的主要任务是开展国内外学术交流；编辑出版药学学术期刊，普及推广药学相关科学技术知识；表彰、奖励取得优异成绩的药学科学技术工作者，维护药学科学技术工作者的合法权益；开展对会员和药学科学技术工作者的继续教育培训；接受政府委托，承办与药学发展及药品监督管理等有关事项，组织药学科学技术工作者参与国家有关项目的科学论证和技术咨询。

（二）中国医药商业协会（CAPC）

中国医药商业协会是 1989 年经民政部批准成立的全国性社会经济团体，是依照国家有关法律、法规自愿组成的自律性、非营利性的全国医药商业社会团体法人组织。中国医药商业协会以医药商业企业、相关企事业单位和地方行业协会为主要会员，是企业与政府之间的桥梁和纽带，是医药商业行业中介组织。协会遵循资源平等、互助协商的

原则，通过协助政府实施行业管理，维护会员单位的合法权益，维护公平竞争与市场秩序，推动医药流通体制改革，推动医药行业健康发展。

（三）中国执业药师协会

中国执业药师协会成立于 2003 年 2 月，是全国执业药师以及药品生产、经营、使用单位、医药教育机构、地方执业药师协会等相关单位自愿结成的专业性、全国性、非营利性的社会团体。其主要职责是宣传、贯彻国家有关法律、法规和政策；调查统计执业药师及药学业务工作等情况，组织开展临床药学、合理用药及执业药师管理、药品监督管理等方面研究工作；维护执业药师的合法权利和利益；开展执业药师继续教育及考试培训工作；组织开展国内、国际执业药师学术交流与合作工作；加强执业药师执业行为规范和职业道德建设并对执业药师进行管理。

目标检测

一、单项选择题

1. 国家食品药品监督管理总局的英文缩写为（　　）
   A. SDA
   B. SFDA
   C. CFDA
   D. FDA
   E. CAP

2. 负责药品、医疗器械注册审批的药品监督管理机构是（　　）
   A. 国家食品药品监督管理总局
   B. 省、自治区、直辖市药品监督管理局
   C. 市级药品监督管理部门
   D. 国家食品药品监督管理总局药品评价中心
   E. 国家食品药品检定研究院

3. 审批药品广告，核发药品广告批准文号的药品监督管理机构是（　　）
   A. 国家食品药品监督管理总局
   B. 省、自治区、直辖市药品监督管理部门
   C. 市级药品监督管理部门
   D. 工商管理部门
   E. 市级卫生行政部门

二、多项选择题

1. 国家食品药品监督管理总局直属的药品监督管理技术机构有（　　）
   A. 药品审评中心
   B. 国家药典委员会
   C. 食品药品审核查验中心
   D. 执业药师认证管理中心

    E. 市级药品监督管理局
2. 下列属于药事组织的有 （　　）
    A. 上海医药工业研究院　　　B. 中国药科大学
    C. 中国药学会　　　　　　　D. 零售药房
    E. 县级药品监督管理部门

三、简答题

简述国家食品药品监督管理总局的主要职责。

第三章　药品管理与药品管理法

知识要点

1. 药品的概念及质量特性、药品标准的概念及类型。
2. 国家基本药物的概念、遴选原则及目录。
3. 国家基本医疗保险药品目录及分类。
4. 处方药与非处方药的概念与分类管理、非处方药的遴选原则与专有标识。
5. 药品不良反应的概念、分类、报告与处置。
6. 药品召回的概念、分级、责任主体、召回时限。

第一节　药　品

一、药品的概念

《药品管理法》规定：药品是指用于预防、治疗、诊断人的疾病，有目的地调节人的生理功能并规定有适应证或者功能主治、用法和用量的物质，包括中药材、中药饮片、中成药、化学原料药及其制剂、抗生素、生化药品、放射性药品、血清、疫苗、血液制品和诊断药品等。

药品的概念包含以下要点：①使用目的和使用方法是区别药品和食品等其他物质的基本点。②《药品管理法》管理的是人用药品。③药品包括传统药（中药材、中药饮片、中成药）和现代药（化学药品等）。

二、药品的管理分类

根据不同的分类原则，药品的分类方法很多，从药品管理的角度可将药品进行如下分类。

1. 根据药品产生和使用的理论划分　分为现代药与传统药。

（1）现代药　是用化学技术、生物学技术等现代科学技术手段发现或获得，并按照现代医学、药学理论，用以防治疾病的物质。其主要指化学药品、抗生素、生化药品、放射性药品、血清、疫苗、血液制品等。

（2）传统药　是人类在与疾病做斗争的漫长过程中发现，并在传统医学、药学理论指导下，用以防治疾病的物质。如我国的中药、蒙药、藏药等。

2. 从药品的安全性及流通管理角度划分　分为处方药与非处方药。

（1）处方药　是指必须凭执业医师或执业助理医师处方方可购买、调配和使用的药品。处方药英文为 Prescription Drug，一般简写为 R。

（2）非处方药　是指由国务院药品监督管理部门公布的，不需要执业医师或执业助理医师处方，消费者可自行判断、购买和使用的药品。根据药品的安全性，非处方药分为甲、乙两类。非处方药在国外称为"可在柜台上买到的药物（Over The Counter Drug）"，简称"OTC"。"OTC"已成为国际上通用的非处方药简称。

3. 从药品注册管理的角度划分　分为新药、仿制药、进口药、医疗机构制剂。

（1）新药　是指未曾在中国境内上市销售的药品。已上市药品改变剂型、改变给药途径、增加新适应证的，按新药管理。

（2）仿制药　是指仿制国家已批准正式生产并收载于国家药品标准的药品品种。

（3）进口药　是指境外生产的在中国境内上市销售的药品。

（4）医疗机构制剂　是指医疗机构根据本单位临床需要，经批准而配制、自用的固定处方制剂。

新药、仿制药、进口药应依法注册取得批准文号后方可生产上市，医疗机构制剂应依法取得制剂批准文号方可配制。

4. 从国家对药品实行宏观管理与调控的角度划分　分为国家基本药物、基本医疗保险药品、国家储备药品。

（1）国家基本药物　是指由国家政府制定的《国家基本药物目录》中的药品。

（2）基本医疗保险药品　是指列入《基本医疗保险、工伤保险和生育保险药品目录》的药品。

（3）国家储备药品　是指在中央统一政策、统一规划、统一组织实施的原则下，为确保发生灾情、疫情及突发事件时药品、医疗器械的供应，由承担储备任务的企业按照医药储备管理部门下达的计划进行储备的药品。

三、药品的特殊性

药品属于商品，具有商品的一般属性；但药品又是一种特殊商品，有区别于其他商品的特殊性，主要表现在以下几方面。

1. 两重性　质量合格药品经合理使用可以防病治病，保证人的生命健康；药品质量不合格或不能正确合理使用，则会影响人的健康，甚至危及人的生命。

2. 质量标准严格性　药品质量必须符合法定标准，法定国家药品标准是判断和保证药品质量的标准，是划分药品合格与不合格的唯一依据。药品不符合法定标准，就可能降低甚至失去药品的疗效，或者加大药品毒副作用。

3. 高度专业技术性　药品质量是否合格，需要药学专业技术人员依靠其具有的专业知识进行判断，且药品的内在质量还需借助专门的检测方法和检测仪器进行判断；药品要发挥其防病治病、维护公众健康的作用，一般需要具有医学、药学知识的执业医师、执业药师的指导。

4. 公共福利性　药品的使用价值是防治疾病，维护公众身体健康，这就决定了药品具有社会福利性质。药品的研究和生产成本相对较高，但如果药品价格过高，则会影响药品的可支付性，影响药品的使用价值，故作为商品的药品成本较高却不能高定价。同时，为保证人们的用药需求和合法权益，国家推行了基本药物政策，对基本医疗保险药品目录中的药品实行政府定价，这也是药品公共福利性的体现。

第二节　药品质量监督管理与药品质量监督检验

一、药品质量

药品质量是指能满足其应用要求的固有特征的总和。药品的质量特性包括以下 4 个方面。

1. 有效性　是指药品在规定的适应证、用法和用量的条件下，能满足预防、治疗、诊断人的疾病，有目的地调节人的生理功能的要求。有效性是药品的固有特性，如果不能防治疾病，就不能称为药品。

2. 安全性　是指药品按规定的适应证、用法和用量使用后，人体产生毒副作用的程度。包含三致作用、毒性反应和副作用、药物相互作用和配伍、使用禁忌等。大多数药品都有不同程度的毒副作用，只有在其有效性大于毒副作用时，才能使用这种药品。如果某种物质可以治疗一些疾病，但是有很严重的毒副作用，甚至致人死亡，这种物质则不能作为药品。

3. 稳定性　是指药品在规定的条件下保持其有效性和安全性的能力。规定的条件是指规定的有效期以及生产、储存、运输和使用的要求。如果某种物质性质不稳定，极易变质，即使其能防治疾病，也不能作为药品。

4. 均一性　是指药品的每一单位（片、粒、瓶、支、包等）产品都符合有效性、安全性的规定要求。由于用药剂量一般与药品的单位产品有密切关系，尤其是有效成分在单位产品中含量很低的药品，如果药品含量不均一，则可能因剂量过小而无效，或因剂量过大而中毒甚至死亡。

二、药品质量监督管理

（一）药品质量监督管理的概念

药品质量监督管理是指国家药品监督管理部门根据法律授予的权力以及法定的药品标准、法规、制度、政策，对研制、生产、经营、使用中的药品质量以及影响药品质量的工作质量、保证体系的质量进行的监督管理。

（二）药品质量监督管理的原则

1. 以社会效益为最高原则 药品是防病治病的物质基础，保证人民用药安全有效是药品质量监督管理的宗旨，也是药品生产、经营活动的目的，药品质量监督管理必须以社会效益为最高原则。

2. 质量第一的原则 药品的质量只有符合质量标准的要求，才能保证其安全有效，保证药品质量是药品质量监督管理的首要目的，也是《药品管理法》的核心内容。

3. 法制化与科学化高度统一的原则 药品质量的重要性，促使世界各国都以立法的形式进行保障；药品质量构成的复杂性，决定了必须依靠科学的管理方法和先进的科技手段才能保障药品质量。药品质量监督管理必须严格遵循国家有关法律法规，同时也要借鉴世界各国药品质量监督管理的先进经验。

4. 专业监督管理与群众性监督管理相结合的原则 国家药品监督管理部门及药品检验机构进行专业性的药品质量监督管理；药品生产、经营企业和医疗机构的药品质量检验部门开展药品质量自检活动。另外，还设立了群众性的药品质量监督员、检验员，开展监督工作。

（三）药品质量监督管理的主要内容

药品质量监督管理的主要内容：制定并执行药品标准；制定国家基本药物；对药品实行处方药和非处方药管理；实行新药审批制度，生产药品审批制度，进口药品检验、批准制度，负责药品检验工作；建立并执行药品不良反应监测报告制度；严格控制麻醉药品、精神药品及医疗用毒性药品，确保用药安全；对药品生产企业、经营企业、医疗单位和中药材市场的药品进行抽查检验，及时处理药品质量问题；指导药品生产企业和药品经营企业的药品检验机构和人员的业务工作；调查、处理药品质量、中毒事故，取缔假药劣药、处理不合格药品、执行行政处罚，对需要追究刑事责任的，向司法部门提出控告等。

三、药品标准

（一）药品标准的概念

药品标准是国家对药品质量、规格及检验方法所作出的技术规定，是药品生产、经营、使用、检验和监督管理部门共同遵循的法定依据。凡正式批准生产的药品、药用辅料都要制定标准。药品标准是在新药设计和研究开发中形成的，是新药注册审批的重要项目，是鉴别药品真伪的依据。

（二）药品标准的类型

1. 国家药品标准 《药品管理法》规定："国务院药品监督管理部门颁布的《中华人民共和国药典》和药品标准为国家药品标准。" 2007 年 10 月 1 日开始实施的《药品注册管理办法》进一步明确指出：国家药品标准是指国家食品药品监督管理局颁布的《中华人民共和国药典》、药品注册标准和其他药品标准，其内容包括质量指标、检验方法以及生产工艺等技术要求。

国务院药品监督管理部门组织药典委员会，负责国家药品标准的制定和修订。国家药品标准是法定的、强制性标准。国家药品标准包括《中华人民共和国药典》、局颁药品标准。

（1）《中华人民共和国药典》（简称《中国药典》）《中国药典》收载品种的标准为国家对药品品种的最基本要求。新中国成立以来，我国已颁布了10版药典，计有1953年版、1963年版、1977年版、1985年版、1990年版、1995年版、2000年版、2005年版、2010年版和2015年版，基本上是每5年修订1次，现行版为2015年版。《中国药典》2015年版分为四部。一部收载药材及饮片、植物油脂和提取物、成方制剂和单味制剂等。二部收载化学药品、抗生素、生化药品、放射性药品等。三部收载生物制品。四部收载药用辅料和附录（通则）。

（2）局颁药品标准 国家食品药品监督管理总局颁布的药品标准主要是以"药品注册标准"形式颁布。药品注册标准是指国家食品药品监督管理总局批准给申请人的特定药品标准，生产该药品的生产企业必须执行该注册标准。国家食品药品监督管理总局规定"药品注册标准"不得低于《中国药典》的规定，药品注册标准的项目及其检验方法的设定，应当符合《中国药典》的基本要求、国家食品药品监督管理总局发布的技术指导原则及国家药品标准编写原则。国家食品药品监督管理总局对所颁布的"药品注册标准"分阶段进行整理、分类汇总、装订分册等方面工作。

2. 省级药品监督管理部门制定、修订的中药饮片炮制规范 对国家药品标准中没有规定的中药饮片品种，由省级药品监督管理部门制定、修订炮制规范。省级药品监督管理部门制定、修订的中药饮片炮制规范须报国务院药品监督管理部门备案，以便国务院药品监督管理部门全面掌握全国中药炮制规范管理情况。省级药品监督管理部门制定、修订的中药饮片炮制规范也是法定的、强制性标准。

3. 省级药品监督管理部门审核批准的医疗机构制剂标准 我国医疗机构制剂的质量标准尚未实行国家统一管理。依据《医疗机构制剂注册管理办法（试行）》的规定，目前医疗机构制剂的质量标准由省级药品监督管理部门审核批准。

四、药品质量监督检验

（一）药品质量监督检验的性质

药品质量监督检验是根据国家药品标准，由专门的法定检验机构代表国家对研制、生产、经营、使用中的药品质量进行的检验。

药品质量监督检验是药品质量监督管理的重要组成部分，它与药品生产检验、药品验收检验的性质不同，不涉及买卖双方的经济利益，不以营利为目的，具有公正立场。药品质量监督检验是根据国家的法律规定，代表国家对研制、生产、经营、使用的药品质量进行检验。因此，药品质量监督检验具有公正性、权威性和仲裁性。

（二）药品质量监督检验的类型

药品检验所通过对药品的检验与检查进行质量监督。根据其目的和处理方法的不同，分为抽查检验、委托检验、复核检验、技术仲裁检验及国家检验等类型。

1. 抽查检验（简称抽验） 药品检验所授权定期或不定期对药品生产、经营企业和医疗机构的药品质量进行检查和抽验。抽验的重点是那些需要量大、应用范围广、质量不稳定、贮存期过长、易混淆、易变质、外观有问题的药品及各级医疗机构的自制制剂。抽验是一种强制性检验，抽验结果由政府药品监督管理部门发布《药品质量检验公报》，并依法处理不合格药品的生产、经营、使用者。

2. 委托检验 药品监督管理部门委托药品检验所对药品进行检验；药品生产企业、经营企业和医疗机构因不具备检验技术而委托药检所对药品进行检验。

3. 复核检验（简称复验） 是对原检验结果的复核，其目的是为了证明原检验数据和结果的可靠性和真实性，保护当事人的合法权益。药品被抽检者对药品检验机构的检验结果有异议时，可在《药品管理法》规定的时限内向原药品检验机构或上一级药品检验机构申请复验。

4. 技术仲裁检验 是为公正判定、裁决有质量争议的药品，保护当事人的正当权益而进行的检验。必要时抽查所涉及的企、事业单位的质量保证体系条件，分清质量责任。

5. 国家检验（简称批检） 主要是对一些存在安全隐患需要加强管理的品种上市前所进行的检验。国家相关法律法规规定，某些药品在销售前或进口时，必须经过指定的政府药品检验机构检验，合格的才准予销售或进口。这是一种强制性检验。

6. 评价检验 在进行新药审评、新药注册审批、评价药品疗效安全性、鉴定新工艺、GMP 认证等工作时，由药品检验机构做的药品质量检验。这种检验是由当事人主动申请进行的，作为评价药品质量依据的药品检验方式，充分体现药品质量监督检验的权威性。

第三节　国家基本药物制度

实施国家基本药物制度是深化医药卫生体制改革的重点工作之一。建立国家基本药物制度，保证基本药物足量供应和合理使用，有利于保障人民基本用药权益，转变"以药补医"机制，也有利于促进药品生产流通企业资源优化整合，对于实现人人享有基本医疗卫生服务、维护人民健康、体现社会公平、减轻群众用药负担、推动卫生事业发展，均具有十分重要的意义。

一、国家基本药物的概念及其目录

（一）国家基本药物的概念

国家基本药物是指适应基本医疗卫生需求、剂型适宜、价格合理、能够保障供应、公众可公平获得的药品。

（二）国家基本药物目录

国家基本药物目录是基本药物的具体体现。2012 年版目录分为化学药品和生物制品、中成药、中药饮片三部分，其中化学药品和生物制品 317 种，中成药 203 种，共计520 种，颁布国家标准的中药饮片为国家基本药物，国家另有规定的除外。2012 年版目录自 2013 年 5 月 1 日起施行。

知识链接

2012 年版国家基本药物目录的特点

1. 增加了品种数量，能够更好地服务基层医疗卫生机构，推动各级各类医疗卫生机构全面配备、优先使用基本药物。

2. 优化了结构，补充抗肿瘤和血液病用药等类别。

3. 规范了剂型、规格，初步实现标准化。520 种药品涉及剂型 850 余个、规格 1400 余个，尽管目录品种数量增加，但与 2009 年版目录 307 个品种涉及的剂型 780 余个、规格 2600 余个相比，数量明显减少，这对于指导基本药物生产流通、招标采购、合理用药、定价报销、全程监管等具有重要意义。

4. 充分注重与其他政策的有效衔接。注重与 WTO 基本药物示范目录衔接，化学药品和生物制品数量与现行 WTO 推荐的基本药物数量相近，较好地代表发展中国家的水平；注重与医保（新农合）支付能力衔接，确保基本药物高比例报销；注重与常见病、多发病以及妇女、儿童用药衔接，并继续坚持中西药并重；注重与重大疾病保障用药衔接，收录了儿童白血病、终末期肾病、血友病等重大疾病治疗药物，基本满足重大疾病临床基本用药需求。

二、国家基本药物的管理

国家基本药物制度是对基本药物的遴选、生产、流通、使用、价格、报销、质量监管、监测评价等环节实施有效管理的制度。

（一）国家基本药物的遴选调整管理

1. 国家基本药物的遴选原则　国家基本药物的遴选是按照"防治必需、安全有效、价格合理、使用方便、中西药并重、基本保障、临床首选和基层能够配备"的原则，结合我国用药特点，参照国际经验，合理确定品种（剂型）和数量。国家基本药物目录的制定应当与基本公共卫生服务体系、基本医疗服务体系、基本医疗保障体系相衔接。

2. 国家基本药物的遴选范围　国家基本药物目录中的化学药品、生物制品、中成药，应当是《中国药典》收载的，卫生与计划生育委员会、国家食品药品监督管理局颁布药品标准的品种。除急救、抢救用药外，独家生产品种纳入国家基本药物目录应当经过单独论证。

不能纳入国家基本药物目录遴选范围的药品：含有国家濒危野生动植物药材的；主要用于滋补保健作用，易滥用的；非临床治疗首选的；因严重不良反应，国家食品药品监督管理部门明确规定暂停生产、销售或使用的；违背国家法律、法规，或不符合伦理要求的；国家基本药物工作委员会规定的其他情况。

3. 国家基本药物目录的动态调整　国家基本药物目录在保持数量相对稳定的基础上，实行动态管理，原则上 3 年调整一次。必要时，经国家基本药物工作委员会审核同意，可适时组织调整。

（二）国家基本药物的生产、流通管理

政府举办的医疗卫生机构使用的基本药物，由省级人民政府指定以政府为主导的药品集中采购相关机构，实行省级集中网上公开招标采购。由招标选择的药品生产企业、药品经营企业或具备条件的其他企业统一配送。其他医疗机构和零售药店基本药物采购方式由各地确定。药品生产企业、经营企业和医疗卫生机构根据集中采购结果签订合同，履行药品购销合同规定的责任和义务。用量小、临床必需的基本药物品种实行招标定点生产。自 2011 年 4 月 1 日起对基本药物进行全品种电子监管。

知识链接

药品电子监管码

药品电子监管码是国家对药品实施电子监管，为每件最小销售包装单位的药品赋予的电子标识标签。每件产品的电子监管码唯一，即一件一码，也就是药品的电子身份证。其主要作用：①实现药品从生产出厂、流通、运输、储存直至配送给医疗机构的全过程监控。②实时查询每一盒、每一箱、每一批重点药品生产、经营、库存以及流向情况，遇有问题可迅速追溯和召回。③信息预警。各企业超资质生产和经营预警，药品销售数量异常预警，药物滥用和疾病流行趋势预警，药品发货与收货数量和品种核实预警。④终端移动执法。药品监管和稽查人员可以通过移动执法系统便利地在现场适时稽查。

目前我国纳入电子监管范围的药品有麻醉药品、精神药品、血液制品、疫苗、中药注射剂和基本药物。

（三）国家基本药物的价格管理

国家发展和改革委员会制定基本药物全国零售指导价格。在国家零售指导价格规定的幅度内，省级人民政府根据招标形成的统一采购价格、配送费用及药品加成政策确定本地区政府举办的医疗卫生机构基本药物具体零售价格。实行基本药物制度的县（市、区），政府举办的基层医疗卫生机构配备使用的基本药物实行零差率销售。各地要按国家规定落实相关政府补助政策。

（四）国家基本药物的使用和报销管理

政府举办的基层医疗卫生机构全部配备和使用国家基本药物。其他各类医疗机构也要将基本药物作为首选药物并达到一定使用比例，具体使用比例由卫生行政部门确定。基本药物全部纳入基本医疗保障药品报销目录，报销比例明显高于非基本药物。

（五）国家基本药物质量安全监管

完善基本药物生产、配送质量规范，对基本药物定期进行质量抽检，并向社会及时公布抽检结果。加强和完善基本药物不良反应监测，建立健全药品安全预警和应急处置机制，完善药品召回管理制度，保证用药安全。

（六）国家基本药物制度绩效评估

统筹利用现有资源，完善基本药物采购、配送、使用、价格和报销信息管理系统，充分发挥行政监督、技术监督和社会监督的作用，对基本药物制度实施情况进行绩效评估，发布监测评估报告等相关信息，促进基本药物制度不断完善。

第四节　基本医疗保险用药管理

2009 年 11 月，人力资源和社会保障部发布了 2009 年版《国家基本医疗保险、工伤保险和生育保险药品目录》（简称《药品目录》）。

一、确定《药品目录》的原则和条件

确定《药品目录》中药品品种时要考虑临床治疗的基本需要，也要考虑地区间的经济差异和用药习惯，中西药并重。

纳入《药品目录》的药品，应以"临床必需、安全有效、价格合理、使用方便、市场能够保证供应"为原则，并具备下列条件之一：①《中国药典》（现行版）收载的药品。②符合国家药品监督管理部门颁发标准的药品。③国家药品监督管理部门批准正式进口的药品。

不能纳入基本医疗保险用药范围的药品：①主要起营养滋补作用的药品。②部分可以入药的动物及动物脏器，干（水）果类。③用中药材和中药饮片泡制的各类酒制剂。

④各类药品中的果味制剂、口服泡腾剂。⑤血液制品、蛋白类制品（特殊适应证与急救、抢救除外）。⑥劳动保障规定基本医疗保险基金不予支付的其他药品。

二、《药品目录》与分类管理

（一）《药品目录》基本内容

2009 年版《药品目录》中的药品分西药、中成药和中药饮片三部分，西药和中成药品种共 2151 种。西药和中成药列基本医疗保险、工伤保险、生育保险基金准予支付费用的药品，中药饮片列基金不予支付费用的药品。

（二）分类管理

基本医疗保险药品分甲、乙类，工伤保险和生育保险药品不分甲、乙类。

1. 品种管理　甲类药品是临床治疗必需、使用广泛、疗效好、同类药品中价格低的药品，各地不得调整。乙类药品是可供临床治疗选择使用、疗效好、同类药品中比甲类药品价格略高的药品，各省、自治区、直辖市可根据当地经济水平、医疗需求和用药习惯，适当进行调整，调入与调出的数量总和控制在国家《药品目录》乙类药品总数的 15％ 以内，调整的品种要上报人社部审核。

2. 支付管理　工伤保险参保人员使用《药品目录》中的西药与中成药所发生的费用，由工伤保险基金支付，不分甲、乙类。基本医疗保险参保人员使用甲类药品所发生的费用，按基本医疗保险的规定全额给付。使用乙类药品所发生的费用，先由参保人员自付一定比例，再按基本医疗保险的规定给付。个人自付的具体比例，由统筹地区规定，报省、自治区、直辖市社会保障行政部门备案。使用中药饮片所发生的费用，除基本医疗保险基金不予支付的药品外，均按基本医疗保险的规定给付。急救、抢救期间所需药品的使用可适当放宽范围，各统筹地区要根据当地实际制定具体的管理办法。

第五节　处方药与非处方药分类管理

一、处方药与非处方药的概念与特点

（一）处方药与非处方药的概念

根据药品的安全性，有效性原则，依其品种、规格、适应证、剂量及给药途径等的不同，将药品分为处方药和非处方药。处方药和非处方药不是药品本质的属性，而是管理上的界定。

处方药与非处方药的概念在本章第一节"药品的管理分类"中已做了描述，此处不再赘述。

（二）处方药与非处方药的品种特点

1. 处方药的特点　处方药一般包括国家规定的特殊管理的药品（麻醉药品、精神药品、医疗用毒性药品、放射性药品）；监测期内的药品；用于急救和其他患者不宜自我治疗疾病的药品（如用于肿瘤、青光眼、消化道溃疡、精神病、糖尿病、肝病、肾病、前列腺疾病、免疫性疾病、心脑血管疾病、性传播疾病等治疗药品）；用药期间需要专业人员进行医学监护和指导的药品；需要在特殊条件下保存的药品；作用于全身的抗菌药、激素（避孕药除外）；消费者不便自我使用的药物剂型（如注射剂、埋植剂等）；原料药、药用辅料、中药材、中药饮片。

2. 非处方药的特点　非处方药一般具有以下特点。

（1）非处方药的适应证患者能自我作出诊断并准确选择使用，使用时不需医药专业人员的指导和监督，患者可按内容翔实、通俗易懂的药品标签或说明书的指导使用。

（2）非处方药有较高的安全性，不会引起药物依赖性，毒性反应发生率低，不在体内蓄积，不致诱导耐药性或抗药性。

（3）非处方药能较快减轻小病的初始症状和防止其恶化，也能减轻已确定的慢性疾病的症状或延缓病情的发展。

（4）非处方药在正常储存条件下质量稳定。

二、非处方药的遴选原则

我国遴选非处方药遵循"安全有效、慎重从严、结合国情、中西药并重"的指导思想，遴选、审评非处方药应遵循的基本原则是：

1. 应用安全　安全性是区别处方药与非处方药的关键，目的是保证在无医药专业人员指导和监督下，患者能自行安全使用非处方药。

2. 疗效确切　非处方药必须疗效确切，适应证明确，能迅速起效，不会掩盖其他病情；剂量不需经常调整，更不必进行特殊监测，长期使用不易产生耐药性。

3. 质量稳定　非处方药必须是性质稳定，不需特殊的储存条件，一般储存条件下较长时间不会变质，有效期和生产批号明确。

4. 使用方便　非处方药应是供口服、外用或吸入等途径应用的制剂，方便自用，可增强患者使用非处方药的依从性，使用前后不需要进行特殊试验和检查，说明书通俗易懂，药品携带方便。

三、非处方药品目录管理

国家对非处方药品目录实行动态管理。1999 年 7 月至 2004 年 7 月，国家食品药品监督管理局先后公布六批共计 4610 种非处方药，其后又陆续不定期有非处方药品目录公布。同时，对已批准为非处方药的品种开展监测和评价工作，对存在安全隐患或不适宜按非处方药管理的品种及时转换为处方药，按处方药管理。

四、处方药与非处方药的管理

（一）处方药管理

1. 销售管理　经营处方药的批发企业与零售企业必须具有《药品经营许可证》，药品生产、批发企业不得以任何方式直接向患者推荐销售处方药。处方药必须凭执业医师或执业助理医师处方在医疗机构药房调配、使用，或凭处方在有《药品经营许可证》的零售药店购买、使用。销售处方药的零售药店必须配备驻店执业药师或药师以上药学技术人员，执业药师或药师必须对医师处方进行认真审核、查对，对有配伍禁忌或超剂量的处方，应当拒绝调配、销售。处方药不得采取开架自选销售方式，并与非处方药分柜摆放，不得采用有奖销售、附赠药品或礼品等销售方式，不允许采用网上销售方式。

2. 包装、标签、说明书管理　处方药的包装、标签和说明书必须经国家药品监督管理部门批准。药品标签和说明书的文字表述应当科学、规范、准确。处方药的标签和说明书上必须印有的警示语为："凭医师处方销售、购买和使用！"

3. 广告管理　处方药经审批只能在国务院卫生行政部门和国家食品药品监督管理部门共同指定的专业性医药报刊进行广告宣传。

药店未凭处方销售处方药

　　某市食品药品监督管理局对辖区内药品零售企业进行专项检查时发现，A 药店有药师不在岗，未凭处方大量销售头孢拉定胶囊、罗红霉素胶囊等处方药的违法行为，该市食品药品监督管理局遂依据有关规定，当场作出责令立即改正，给予警告的行政处罚。

　　问题：

　　1. 为什么要实行处方药、非处方的分类管理？

　　2. 药品零售企业经营处方药应遵循什么规定？

（二）非处方药管理

1. 销售管理　经营非处方药的批发企业和甲类非处方药的零售药店必须具有《药品经营许可证》。销售甲类非处方药的零售药店必须配备执业药师或药师以上药学技术人员。经过地市级药品监督管理部门批准的普通商业企业可以零售乙类非处方药，但必须开设专柜或专门货架，并配备经地市级药监部门培训、考核合格并取得上岗证的人员。非处方药可不凭医师处方销售、购买和使用，但患者可以要求在执业药师或药师的指导下购买和使用，执业药师或药师应对患者选购非处方药提供用药指导或提出寻求医师治疗的建议。医疗机构可以根据医疗需要按规定使用或推荐使用非处方药。非处方药可采取开架自选销售方式，但不得采用有奖销售、附赠药品或礼品等销售方式，可由经国家食药总局批准的药品经营企业在互联网上销售。

2. 包装、标签、说明书管理 非处方药的标签和说明书必须经国家药品监督管理部门批准。说明书应当使用容易理解的文字表述，以便患者自行判断、选择和使用。每个销售的最小包装必须附有说明书。标签和说明书上必须印有的忠告语为："请仔细阅读说明书并按说明使用或在药师指导下购买和使用！"非处方药专有标识图案为椭圆形背景下的 OTC 三个英文字母的组合，其中甲类非处方药为红底白字的图案，乙类非处方药为绿底白字的图案。

3. 广告管理 非处方药经审批可以在大众传播媒介及专业性医药报刊进行广告宣传。

产妇用非处方药致婴儿死亡案例

罗某 2006 年 12 月 6 日分娩 1 名女婴。同月 28 日，罗某痔疮发作，其夫夏某到药店购买治痔疮的药，该药店老板邱某向夏某推荐购买非处方药化痔栓。在罗某使用前，夏某阅读该药说明书发现注明"儿童、孕妇及哺乳期妇女禁用"，遂返回药店询问邱某，罗某正在哺乳期能否用药。邱某答复可用。

罗某使用后，即出现腹痛、腹胀，遂停用。同月 30 日，女婴也出现呕吐、腹胀症状。罗某等将女婴送至县妇幼保健院、县人民医院就诊。2007 年 1 月 1 日，女婴在就诊途中死亡。对女婴的死因，卫生行政部门不能作出认定。原告所购化痔栓的外包装，有 OTC 标志，证明该药为非处方药。

问题：

1. 患者如何正确选择和使用非处方药？

2. 药师在患者使用非处方药时应发挥什么作用？

第六节 药品不良反应报告与监测管理

一、药品不良反应的概念

2011 年 5 月，卫生部发布《药品不良反应报告和监测管理办法》，自 2011 年 7 月 1 日起施行。其中规定了有关用语的含义。

1. 药品不良反应 是指合格药品在正常用法用量下出现的与用药目的无关的有害反应。主要包括药物的副作用、毒性反应、过敏反应、后遗效应、继发效应、特异性反应等。

2. 药品严重不良反应 是指因使用药品引起以下损害情形之一的反应：①导致死亡。②危及生命。③致癌、致畸、致出生缺陷。④导致显著的或者永久的人体伤残或者器官功能的损伤。⑤导致住院或者住院时间延长。⑥导致其他重要医学事件，如不进行治疗可能出现上述所列情况的。

3. 新的药品不良反应 是指药品说明书中未载明的不良反应。说明书中已有描述，但不良反应发生的性质、程度、后果或者频率与说明书描述不一致或者更严重的，按照药品的新不良反应处理。

4. 药品群体不良事件 是指同一药品在使用过程中，在相对集中的时间、区域内，对一定数量人群的身体健康或者生命安全造成损害或者威胁，需要予以紧急处置的事件。

5. 药品不良反应报告和监测 是指药品不良反应的发现、报告、评价和控制的过程。

二、药品不良反应的分类

根据世界卫生组织的分类，药品不良反应一般分为 A 型、B 型、C 型和药物相互作用引起的不良反应 4 类（表 3 −1）。

表 3 −1　药品不良反应的分类

分类	发生原因	特点	临床表现
A 型药品不良反应	药品本身药理作用增强所致，常与剂量有关	可预测，发生率高（＞1%），死亡率低	副作用、毒性反应、后遗效应、继发反应等
B 型药品不良反应	与药品正常药理作用完全无关，一般和剂量无关	难以预测，发生率低（＜1%），死亡率高	药物变态反应、特异质反应及免疫抑制、抗生育、致癌性、致畸性等
C 型药品不良反应	发生机制大多不清楚	发生率高，用药史复杂，难以预测，一般用药后很长一段时间出现，潜伏期较长	耐受性或耐药性、药物依赖性
药物相互作用引起的不良反应	合并用药致药效学或药动学方面的改变	一般可预防	

三、药品不良反应报告与监测

（一）药品不良反应监测机构

1. 行政管理机构 国家食品药品监督管理总局主管全国药品不良反应监测管理工作。省级药品监督管理部门负责本行政区域内药品不良反应报告和监测的管理工作。设区的市级、县级药品监督管理部门负责本行政区域内药品不良反应报告和监测的管理工作。各级卫生行政主管部门负责医疗卫生机构中与实施药品不良反应报告制度有关的管理工作。

2. 专业监测机构 国家药品不良反应监测中心负责全国药品不良反应报告和监测的技术工作。省级药品不良反应监测机构负责本行政区域内的药品不良反应报告和监测的技术工作。设区的市级、县级药品不良反应监测机构负责本行政区域内药品不良反应报告和监测资料的收集、核实、评价、反馈和上报；开展本行政区域内严重药品不良反应的调查和评价；协助有关部门开展药品群体不良事件的调查；承担药品不良反应报告和监测的宣传、培训等工作。

（二）药品不良反应报告与处置

1. 基本要求　药品生产、经营企业和医疗机构应当建立药品不良反应报告和监测管理制度。药品生产企业应当设立专门机构并配备专职人员，药品经营企业和医疗机构应当设立或者指定机构并配备专（兼）职人员，承担本单位的药品不良反应报告和监测工作。

药品生产、经营企业和医疗机构应当主动收集药品不良反应，获知或者发现药品不良反应后应当详细记录、分析和处理，填写《药品不良反应/事件报告表》并报告；应当通过国家药品不良反应监测信息网络报告；不具备在线报告条件的，应当通过纸质报表报所在地药品不良反应监测机构，由所在地药品不良反应监测机构代为在线报告。报告内容应当真实、完整、准确。

2. 个例药品不良反应报告内容与处置

（1）报告内容　新药监测期内的国产药品应当报告该药品的所有不良反应；其他国产药品，报告新的和严重的不良反应。进口药品自首次获准进口之日起 5 年内，报告该进口药品的所有不良反应；满 5 年的，报告新的和严重的不良反应。

（2）处置要求　药品生产、经营企业和医疗机构发现或者获知新的、严重的药品不良反应应当在 15 日内报告，其中死亡病例须立即报告；其他药品不良反应应当在 30 日内报告。有随访信息的，应当及时报告。个人发现新的或者严重的药品不良反应，可向经治医师报告，也可向药品生产、经营企业或者当地药品不良反应监测机构报告，必要时提供相关病历资料。

设区的市级、县级药品不良反应监测机构应当对收到的药品不良反应报告的真实性、完整性和准确性进行审核。严重药品不良反应报告的审核和评价应当自收到报告之日起 3 个工作日内完成，其他报告的审核和评价应当在 15 个工作日内完成。对死亡病例应当进行调查，详细了解死亡病例的基本信息、药品使用情况、不良反应发生及诊治情况等，自收到报告之日起 15 个工作日内完成调查报告，报同级药品监督管理部门和卫生行政部门，以及上一级药品不良反应监测机构。

省级药品不良反应监测机构应当在收到下一级药品不良反应监测机构提交的严重药品不良反应评价意见之日起 7 个工作日内完成评价工作。对死亡病例，事件发生地和药品生产企业所在地的省级药品不良反应监测机构均应当及时根据调查报告进行分析、评价，必要时进行现场调查，并将评价结果报省级药品监督管理部门和卫生行政部门以及国家药品不良反应监测中心。

国家药品不良反应监测中心应当及时对死亡病例进行分析、评价，并将评价结果报国家食品药品监督管理总局和卫生计生委。

3. 药品群体不良事件的报告与处置

（1）药品生产、经营企业和医疗机构的要求　药品生产、经营企业和医疗机构获知或者发现药品群体不良事件后，应当立即通过电话或者传真等方式报所在地的县级药品监督管理部门、卫生行政部门和药品不良反应监测机构，必要时可以越级报告；同时填写《药品群体不良事件基本信息表》，对每一病例还应当及时填写《药品不良反应/事件报告表》，通过国家药品不良反应监测信息网络报告。

药品生产企业获知药品群体不良事件后应当立即开展调查，详细了解药品群体不良事件的发生、药品使用、患者诊治以及药品生产、储存、流通、既往类似不良事件等情况，在 7 日内完成调查报告，报所在地省级药品监督管理部门和药品不良反应监测机构；同时迅速开展自查，分析事件发生的原因，必要时应当暂停生产、销售、使用和召回相关药品，并报所在地省级药品监督管理部门。

药品经营企业发现药品群体不良事件应当立即告知药品生产企业，同时迅速开展自查，必要时应当暂停药品的销售，并协助药品生产企业采取相关控制措施。

医疗机构发现药品群体不良事件后应当积极救治患者，迅速开展临床调查，分析事件发生的原因，必要时可采取暂停药品的使用等紧急措施。

（2）药品监督管理部门的要求　设区的市级、县级药品监督管理部门获知药品群体不良事件后，应当立即与同级卫生行政部门联合组织开展现场调查，并及时将调查结果逐级报至省级药品监督管理部门和卫生行政部门。

省级药品监督管理部门与同级卫生行政部门联合对设区的市级、县级的调查进行督促、指导，对药品群体不良事件进行分析、评价，对本行政区域内发生的影响较大的药品群体不良事件，还应当组织现场调查、评价，调查结果应当及时报国家食品药品监督管理总局和卫生部。对全国范围内影响较大并造成严重后果的药品群体不良事件，国家食品药品监督管理总局应当与卫生部联合开展相关调查工作。

4. 境外发生的严重药品不良反应的报告与处置

（1）药品生产企业的要求　进口药品和国产药品在境外发生的严重药品不良反应，药品生产企业应当填写《境外发生的药品不良反应/事件报告表》，自获知之日起 30 日内报送国家药品不良反应监测中心。必要时，在 5 日内提交国家药品不良反应监测中心要求提供的原始报表及相关信息。进口药品和国产药品在境外因药品不良反应被暂停销售、使用或者撤市的，药品生产企业应当在获知后 24 小时内书面报国家食品药品监督管理总局和国家药品不良反应监测中心。

（2）药品监测机构的要求　国家药品不良反应监测中心应当对收到的药品不良反应报告进行分析、评价，每半年向国家食品药品监督管理局和卫生部报告，发现提示药品可能存在安全隐患的信息应当及时报告。

5. 定期安全性更新报告

（1）药品生产企业的要求　药品生产企业应当对本企业生产药品的不良反应报告和监测资料进行定期汇总分析，汇总国内外安全性信息，进行风险和效益评估，撰写定期安全性更新报告。设立新药监测期的国产药品和首次进口的药品，应当自取得批准证明文件之日起每满 1 年提交一次定期安全性更新报告，直至首次再注册，之后每 5 年报告一次；其他国产药品，每 5 年报告一次。

国产药品的定期安全性更新报告向药品生产企业所在地省级药品不良反应监测机构

提交。进口药品（包括进口分包装药品）的定期安全性更新报告向国家药品不良反应监测中心提交。

（2）监测机构的要求 省级药品不良反应监测机构应当对收到的定期安全性更新报告进行汇总、分析和评价，于每年4月1日前将上一年度定期安全性更新报告统计情况和分析评价结果报省级药品监督管理部门和国家药品不良反应监测中心。国家药品不良反应监测中心应当对收到的定期安全性更新报告进行汇总、分析和评价，于每年7月1日前将上一年度国产药品和进口药品的定期安全性更新报告统计情况和分析评价结果报国家食品药品监督管理总局和卫生部。

知识链接

2013年国家药品不良反应监测年度报告摘要

2013年全国药品不良反应监测网络收到《药品不良反应/事件报告表》131.7万份，较2012年增长了9.0%。其中新的和严重药品不良反应/事件报告29.1万份，占同期报告总数的22.1%。医疗机构的报告占78.4%、药品经营企业的报告占19.6%、药品生产企业的报告占1.4%、个人及其他来源的报告占0.6%。与2012年相比，药品生产企业报告数量增长率最高，但整体报告数量仍偏低，经营企业报告数量略有回落。

报告涉及的怀疑药品，化学药占81.3%、中药占17.3%、生物制品占1.4%。抗感染药报告数量仍居首位，占化学药的47.6%，较2012年降低1.2个百分点，报告比例已连续4年呈下降趋势。心血管系统用药占化学药的10%，较2013年上升0.4个百分点，且连续4年呈上升趋势。报告涉及的药品剂型分布中，注射剂占58.7%、口服制剂占37.3%、其他制剂占4.0%。注射剂的比例再次出现上升，与2012年相比升高了2个百分点，口服制剂比例降低0.8个百分点。

（三）药品重点监测

1. 药品生产企业应当经常考察本企业生产药品的安全性，对新药监测期内的药品和首次进口5年内的药品，应当开展重点监测；对本企业生产的其他药品，应当根据安全性情况主动开展重点监测。

2. 省级以上药品监督管理部门根据药品临床使用和不良反应监测情况，可以要求药品生产企业对特定药品进行重点监测；必要时，也可以直接组织药品不良反应监测机构、医疗机构和科研单位开展药品重点监测。省级以上药品不良反应监测机构负责对药品生产企业开展的重点监测进行监督、检查，并对监测报告进行技术评价。

（四）药品不良反应评价与控制

1. 对药品生产企业、经营企业和医疗机构的要求

（1）药品生产企业应当对收集到的药品不良反应报告和监测资料进行分析、评价，并主动开展药品安全性研究，对已确认发生严重不良反应的药品，应当通过各种有效途径将药品不良反应、合理用药信息及时告知医务人员、患者和公众；采取修改标签和说明书，暂停生产、销售、使用和召回等措施，减少和防止药品不良反应的重复发生。对不良反应大的药品，应当主动申请注销其批准证明文件。

（2）药品经营企业和医疗机构应当对收集到的药品不良反应报告和监测资料进行分析和评价，并采取有效措施减少和防止药品不良反应的重复发生。

2. 对监测机构的要求

（1）省级药品不良反应监测机构应当每季度对收到的药品不良反应报告进行综合分析，提取需要关注的安全性信息，并进行评价，提出风险管理建议，及时报省级药品监督管理部门、卫生行政部门和国家药品不良反应监测中心。省级药品监督管理部门根据分析评价结果，可以采取暂停生产、销售、使用和召回药品等措施，并监督检查，同时将采取的措施通报同级卫生行政部门。

（2）国家药品不良反应监测中心应当每季度对收到的严重药品不良反应报告进行综合分析，提取需要关注的安全性信息，并进行评价，提出风险管理建议，及时报国家食品药品监督管理总局与卫生和计划生育委员会。国家食品药品监督管理总局根据药品分析评价结果，可以要求企业开展药品安全性、有效性相关研究。必要时，应当采取责令修改药品说明书，暂停生产、销售、使用和召回药品等措施，对不良反应大的药品，应当撤销药品批准证明文件，并将有关措施及时通报卫生计生委。

（五）药品不良反应信息管理

各级药品不良反应监测机构应当对收到的药品不良反应报告和监测资料进行统计和分析，并以适当形式反馈。国家药品不良反应监测中心应当根据对药品不良反应报告和监测资料的综合分析和评价结果，及时发布药品不良反应警示信息。省级以上药品监督管理部门应当定期发布药品不良反应报告和监测情况。

（六）法律责任

1. 药品生产企业有下列情形之一的，由所在地药品监督管理部门给予警告，责令限期改正，可以并处5000元以上3万元以下的罚款：①未按照规定建立药品不良反应报告和监测管理制度，或者无专门机构、专职人员负责本单位药品不良反应报告和监测工作的。②未建立和保存药品不良反应监测档案的。③未按照要求开展药品不良反应或者群体不良事件报告、调查、评价和处理的。④未按照要求提交定期安全性更新报告的。⑤未按照要求开展重点监测的。⑥不配合严重药品不良反应或者群体不良事件相关调查工作的。⑦其他违反本办法规定的。

药品生产企业有前款规定④项、⑤项情形之一的，按照《药品注册管理办法》的规定对相应药品不予再注册。

2. 药品经营企业有下列情形之一的，由所在地药品监督管理部门给予警告，责令限期改正；逾期不改的，处 3 万元以下的罚款：①无专职或者兼职人员负责本单位药品不良反应监测工作的。②未按照要求开展药品不良反应或者群体不良事件报告、调查、评价和处理的。③不配合严重药品不良反应或者群体不良事件相关调查工作的。

3. 医疗机构有下列情形之一的，由所在地卫生行政部门给予警告，责令限期改正；逾期不改的，处 3 万元以下的罚款。情节严重并造成严重后果的，由所在地卫生行政部门对相关责任人给予行政处分：①无专职或者兼职人员负责本单位药品不良反应监测工作的。②未按照要求开展药品不良反应或者群体不良事件报告、调查、评价和处理的。③不配合严重药品不良反应和群体不良事件相关调查工作的。

药品监督管理部门发现医疗机构有以上情形之一的，应当移交同级卫生行政部门处理。卫生行政部门对医疗机构作出行政处罚决定的，应当及时通报同级药品监督管理部门。

4. 各级药品监督管理部门、卫生行政部门和药品不良反应监测机构及其有关工作人员在药品不良反应报告和监测管理工作中违反规定，造成严重后果的，依照有关规定给予行政处分。

药品生产、经营企业和医疗机构违反相关规定，给药品使用者造成损害的，依法承担赔偿责任。

PPA 不良反应案

PPA 即盐酸苯丙醇胺，具有扩张支气管和收缩鼻黏膜血管作用，可减轻鼻腔黏膜充血、肿胀，使鼻塞减轻，常与解热镇痛药、抗组胺药组成复方制剂，用以缓解感冒症状，如复方盐酸苯丙醇胺缓释胶囊（康泰克缓释胶囊）、复方右美沙芬胶囊等。

国家食品药品监督管理局于 2000 年 11 月 16 日紧急告诫患者，立即停止服用所有含 PPA 成分的药品，要求各医药部门暂停销售和使用含 PPA 成分的药品，暂停国内含 PPA 成分的新药、仿制药、进口药的审批工作。该类制剂暂停使用的原因是国家药品不良反应监测中心的统计资料表明，服用含 PPA 的药物制剂后易出现过敏、心律失常、高血压、急性肾衰、失眠等症状，还可能加重出血性中风患者的病情。

问题：

1. 国家食品药品监督管理局处理上述药品不良反应事件的依据是什么？

2. 我国药品不良反应的处理结果除上述情形外还有哪些？

第七节 药品召回管理

为加强药品安全监管，保障公众用药安全，2007年12月10日，国家食品药品监督管理局颁布《药品召回管理办法》。此法规的颁布实施，不仅实现了与国际制度的接轨，而且对于中国医药企业的健康发展和规范医药市场也将产生深远影响。

一、药品召回的概念与分级

（一）药品召回的概念

药品召回是指药品生产企业（包括进口药品的境外制药厂商）按照规定的程序收回已上市销售的存在安全隐患的药品。安全隐患是指由于研发、生产等原因可能使药品具有的危及人体健康和生命安全的不合理危险。

（二）药品召回的分类与分级

药品召回分两类三级。两类即主动召回和责令召回。三级是根据药品安全隐患的严重程度来分的，一级召回是指使用该药品可能引起严重健康危害的；二级召回是指使用该药品可能引起暂时的或者可逆的健康危害的；三级召回是指使用该药品一般不会引起健康危害，但由于其他原因需要收回的。

二、主动召回与责令召回

（一）主动召回

1. 召回的责任主体　药品生产企业是药品召回的责任主体。

（1）药品生产企业应当按照规定建立和完善药品召回制度，收集药品安全的相关信息并进行分析，对可能具有安全隐患的药品进行调查、评估，发现药品存在安全隐患的，应当决定召回。

（2）进口药品的境外制药厂商在境外实施药品召回的，应当及时报告国家食品药品监督管理局；在境内进行召回的，由进口单位按照有关规定负责具体实施。

2. 药品主动召回的程序　见图3-1。

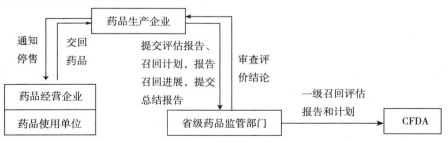

图3-1　药品主动召回程序

3. 药品主动召回的要求

（1）药品生产企业的要求　药品生产企业应在规定时限内履行有关职责，见表3-2。

表3-2　药品主动召回的时限规定

分级	一级召回	二级召回	三级召回
通知停售、停用	24 小时内	48 小时内	72 小时内
提交评估报告、召回计划	1 日内	3 日内	7 日内
报告药品召回进展	每日	每3 日	每7 日

药品生产企业对召回药品的处理应当有详细的记录，并向药品生产企业所在地省级药品监督管理部门报告。必须销毁的药品，应当在药品监督管理部门监督下销毁。药品生产企业在召回完成后，应当对召回效果进行评价，向所在地省级药品监督管理部门提交药品召回总结报告。

（2）药品监督管理部门的要求　省级药品监督管理部门应当将收到的一级药品召回调查评估报告和召回计划报告国家食品药品监督管理局，并根据实际情况组织专家对药品生产企业提交的召回计划进行评估，认为药品生产企业采取的措施不能有效消除安全隐患的，可以要求药品生产企业采取扩大召回范围、缩短召回时间等更为有效的措施。省级药品监督管理部门应当自收到总结报告之日起10日内对报告进行审查，并对召回效果进行评价，必要时组织专家进行审查和评价。审查和评价结论应当以书面形式通知药品生产企业。经过审查和评价，认为召回不彻底或者需要采取更为有效的措施的，药品监督管理部门应当要求药品生产企业重新召回或者扩大召回范围。

（二）责令召回

药品监督管理部门经过调查评估，认为存在安全隐患，药品生产企业应当召回药品而未主动召回的，应当责令药品生产企业召回药品。必要时，药品监督管理部门可以要求药品生产企业、经营企业和使用单位立即停止销售和使用该药品。

1. 药品监督管理部门的要求　药品监督管理部门作出责令召回决定后，应当将责令召回通知书送达药品生产企业。按照规定对药品生产企业提交的药品召回总结报告进行审查，并对召回效果进行评价。经过审查和评价，认为召回不彻底或者需要采取更为有效的措施的，药品监督管理部门可以要求药品生产企业重新召回或者扩大召回范围。

2. 药品生产企业的要求　药品生产企业在收到责令召回通知书后，应当通知药品经营企业和使用单位，制定、提交召回计划，并组织实施。药品生产企业应当按照规定向药品监督管理部门报告药品召回的相关情况，进行召回药品的后续处理。

三、法律责任

（一）药品生产企业违法的法律责任

1. 药品生产企业因违反法律、法规、规章规定造成上市药品存在安全隐患，依法给予行政处罚,但该企业已经采取召回措施主动消除或者减轻危害后果的,依照《行政处罚法》的规定从轻或者减轻处罚;违法行为轻微并及时纠正,没有造成危害后果的,不予处罚。药品生产企业召回药品的,不免除其依法应当承担的其他法律责任。

2. 药品生产企业发现药品存在安全隐患而不主动召回药品的,责令召回药品,或药品生产企业拒绝召回药品的,处应召回药品货值金额 3 倍的罚款;造成严重后果的,由原发证部门撤销药品批准证明文件,直至吊销《药品生产许可证》。

3. 药品生产企业未在规定时间内通知药品经营企业、使用单位停止销售和使用需召回药品的,或药品生产企业未按照药品监督管理部门要求采取改正措施或者召回药品的,或药品生产企业未按规定处理召回药品的,予以警告,责令限期改正,并处 3 万元以下罚款。

4. 药品生产企业有下列情形之一的,予以警告,责令限期改正;逾期未改正的,处 2 万元以下罚款:①未按本办法规定建立药品召回制度、药品质量保证体系与药品不良反应监测系统的。②拒绝协助药品监督管理部门开展调查的。③未按照本办法规定提交药品召回的调查评估报告和召回计划、药品召回进展情况和总结报告的。④变更召回计划,未报药品监督管理部门备案的。

(二)药品经营企业和使用单位违法的法律责任

1. 药品经营企业、使用单位发现其经营、使用的药品存在安全隐患的,未立即停止销售或者使用该药品,未通知药品生产企业或者供货商,未向药品监督管理部门报告。责令停止销售和使用,并处 1000 元以上 5 万元以下罚款;造成严重后果的,由原发证部门吊销《药品经营许可证》或者其他许可证。

2. 药品经营企业、使用单位拒绝配合药品生产企业或者药品监督管理部门开展有关药品安全隐患调查、拒绝协助药品生产企业召回药品的,予以警告,责令改正,可以并处 2 万元以下罚款。

(三)药品监督管理部门及其工作人员违法的法律责任

药品监督管理部门及其工作人员不履行职责或者滥用职权的,按照有关法律、法规规定予以处理。

默克公司召回普泽欣

2007 年 12 月 13 日,国家食品药品监督管理局接到默沙东(中国)有限公司北京办事处关于美国默克公司主动召回 B 型流感嗜血杆菌偶联疫苗(商品名:普泽欣)的情况报告。由于默克公司在对该疫苗生产工艺的常规测试过程中,发现灭菌工艺存在问题,可能导致若干批次产品存在潜在质量问题,故对这些批次的产品全部召回。国家食药监局要求美国默克公司提交对于该疫苗安全隐患的调查评估报告和详细召回计划,切实落实相关规定要求。并要求所有使用单位应立即停止使用该批号疫苗，加强对注射后出现不良反应的监测，并协助进口单位做好疫苗收回工作。相关药品经营企业应及时传达、反馈召回信息，按照召回计划积极协助控制和收回该批疫苗。

问题：默克公司召回流感疫苗的依据是什么？其召回行为属于几级召回？

第八节　《中华人民共和国药品管理法》

一、制定、实施《药品管理法》的意义

《中华人民共和国药品管理法》（简称《药品管理法》）是我国第一部全面的、综合性药品法律，自 1985 年 7 月 1 日起实施。《药品管理法》的颁布实施，对于保证药品的质量，保障人民用药安全有效、打击制售假劣药发挥了重要作用，使我国的药品监督管理工作走上了有法可依的轨道。随着我国医药事业的飞速发展，药品监督管理工作中出现了一些新情况、新问题，对《药品管理法》的修订就愈显必要与迫切。修订后的《药品管理法》自 2001 年 12 月 1 日起施行，标志着我国的药品监督管理工作迈上了一个新台阶。

二、《药品管理法》的主要内容

《药品管理法》共分为 10 章 106 条，包括总则、药品生产企业管理、药品经营企业管理、医疗机构的药剂管理、药品管理、药品包装的管理、药品价格和广告管理、药品监督、法律责任和附则。

（一）立法宗旨

《药品管理法》的立法宗旨是加强药品监督管理，保证药品质量，保障人体用药安全，维护人民身体健康和用药的合法权益。维护人民身体健康和用药的合法权益是本法最根本目的。为实现这一目的，则需要保障人体用药安全；为保障人体用药安全，必须保证药品质量；为了保证药品质量，必须加强药品的监督管理。

（二）适用范围

《药品管理法》的适用范围是在中华人民共和国境内从事药品的研制、生产、经营、使用和监督管理的单位或者个人。

（三）国家发展药品的宏观政策

1. 国家发展现代药和传统药，充分发挥其在预防、医疗和保健中的作用。现代药和传统药都是我国医药事业的重要组成部分，在疾病的预防、治疗和保健中发挥着重要作用，努力发展现代药和传统药，坚持中西药并重，将对保障人民身体健康，满足人们

对健康水平日益增长的需求，促进经济发展发挥重要的作用。

2. 保护野生药材资源，鼓励培育中药材。保护、开发和合理利用中药材资源，是促进我国中医药事业持续发展的重要方面，严厉打击破坏野生药材资源的行为，采用家种（养）和人工培育的中药材替代一些野生药材。

3. 鼓励研究和创制新药。保护和鼓励公民、法人和其他组织开发新药的积极性，充分体现我国对研制新药的鼓励政策。

（四）药品管理执法主体的地位

国务院药品监督管理部门主管全国药品监督管理工作。省、自治区、直辖市人民政府药品监督管理部门负责本行政区域内的药品监督管理工作。药品监督管理部门设置或者确定的药品检验机构，承担依法实施药品审批和药品质量监督检查所需的药品检验工作。

（五）药品生产企业、经营企业的管理

1. 开办药品生产企业、药品经营企业的程序。实行一证（药品生产许可证或药品经营许可证）一照（营业执照）制度。对开办药品生产企业、药品经营企业必须具备的条件作了规定。药品监督管理部门按照《药品生产质量管理规范》《药品经营质量管理规范》的要求对药品生产企业、药品经营企业进行认证。

2. 城乡集市贸易市场可以出售中药材，不得出售中药材以外的药品。但持有《药品经营许可证》的药品零售企业在规定的范围内可以在城乡集市贸易市场设点并在批准经营的药品范围内销售非处方药品。

（六）医疗机构药剂管理

医疗机构必须配备依法经过资格认定的药学技术人员。非药学技术人员不得直接从事药剂技术工作。直接接触药品的工作人员，必须每年进行健康检查。患有传染病或者其他可能污染药品的疾病的，不得从事直接接触药品的工作。

（七）药品包装、标签、说明书管理

1. **药品包装材料和容器的规定** 直接接触药品的包装材料和容器，必须符合药用要求，符合保障人体健康、安全的标准，并经药品监督管理部门批准注册。药品生产企业不得使用未经批准的直接接触药品的包装材料和容器。发运中药饮片必须有包装。包装上必须印有或贴有标签，注明品名、规格、产地、产品批号、生产企业、生产日期，实施批准文号管理的中药饮片必须注明药品批准文号。

2. **药品标签和说明书的规定** 药品包装必须按照规定印有或贴有标签并附有说明书。标签或者说明书上必须注明药品的通用名称、成分、规格、生产企业、批准文号、产品批号、生产日期、有效期、适应证或者功能主治、用法、用量、禁忌、不良反应和注意事项。麻醉药品、精神药品、医疗用毒性药品、放射性药品、外用药品和非处方药

的标签，必须印有规定的标志。

（八）药品价格管理

实行政府定价、政府指导价的药品，政府价格主管部门应当依照《中华人民共和国价格法》规定的定价原则，依据社会平均成本、市场供求状况和社会承受能力合理制定和调整价格，做到质价相符，消除虚高价格，保护用药者的正当利益。药品生产企业、经营企业和医疗机构必须执行政府定价、政府指导价，不得以任何形式擅自提高价格。实行市场调节价的药品，药品生产企业、经营企业和医疗机构应当按照公平、合理和诚实信用、质价相符的原则制定价格，为用药者提供价格合理的药品。

（九）药品广告管理

药品广告须经企业所在地省级药品监督管理部门批准，并发给药品广告批准文号；未取得药品广告批准文号的，不得发布。处方药可以在指定的医学、药学专业刊物上介绍，但不得在大众传播媒介发布广告或者以其他方式进行以公众为对象的广告宣传。

（十）进口药品管理

药品进口须经国务院药品监督管理部门组织审查，经审查确认符合质量标准、安全有效的，方可批准进口，并发给进口药品注册证书。药品必须从允许药品进口的口岸进口，并由进口药品的企业向口岸所在地药品监督管理部门登记备案。海关凭药品监督管理部门出具的《进口药品通关单》放行。无《进口药品通关单》的，海关不得放行。口岸所在地药品监督管理部门应当通知药品检验机构按照国务院药品监督管理部门的规定对进口药品进行抽查检验，按有关规定收取检验费。

（十一）对药品监督管理部门执法行为的规定

药品监督管理部门有权按照法律、行政法规的规定对报经其审批的药品研制和药品的生产、经营以及医疗机构使用药品的事项进行监督检查，有关单位和个人不得拒绝和隐瞒。

（十二）对假药、劣药的界定

1. 对假药的界定

（1）有下列情形之一的为假药。①药品所含成分与国家药品标准规定的成分不符的。②以非药品冒充药品或者以他种药品冒充此种药品的。

（2）有下列情形之一的药品，按假药论处。①国务院药品监督管理部门规定禁止使用的；②依照本法必须批准而未经批准生产、进口，或者依照本法必须检验而未经检验即销售的；③变质的；④被污染的；⑤使用依照本法必须取得批准文号而未取得批准文号的原料药生产的；⑥所标明的适应证或者功能主治超出规定范围的。

2. 对劣药的界定

（1）药品成分的含量不符合国家药品标准的为劣药。

（2）有下列情形之一的药品，按劣药论处。①未标明有效期或者更改有效期的；②不注明或者更改生产批号的；③超过有效期的；④直接接触药品的包装材料和容器未经批准的；⑤擅自添加着色剂、防腐剂、香料、矫味剂及辅料的；⑥其他不符合药品标准规定的。

（十三）完善行政执法手段，加大处罚力度

1. 未取得《药品生产许可证》《药品经营许可证》或者《医疗机构制剂许可证》生产、经营药品或配制制剂的，依法予以取缔，没收违法生产、销售的药品和违法所得，并处违法生产、销售的药品（包括已售出的和未售出的药品，下同）货值金额2倍以上5倍以下的罚款；构成犯罪的，依法追究刑事责任。

2. 生产、销售假药的，没收违法生产、销售的药品和违法所得，并处违法生产、销售药品货值金额2倍以上5倍以下的罚款；有药品批准证明文件的予以撤销，并责令停产、停业整顿；情节严重的，吊销《药品生产许可证》《药品经营许可证》或者《医疗机构制剂许可证》；构成犯罪的，依法追究刑事责任。生产、销售劣药的，没收违法生产、销售的药品和违法所得，并处违法生产、销售药品货值金额1倍以上3倍以下的罚款；情节严重的，责令停产、停业整顿或者撤销药品批准证明文件、吊销《药品生产许可证》《药品经营许可证》或者《医疗机构制剂许可证》；构成犯罪的，依法追究刑事责任。知道或者应当知道属于假劣药品而为其提供运输、保管、仓储等便利条件的，没收全部运输、保管、仓储的收入，并处违法收入50%以上3倍以下的罚款；构成犯罪的，依法追究刑事责任。

3. 从事生产、销售假药、劣药情节严重的企业或者其他单位，其直接负责的主管人员和其他直接责任人员10年内不得从事药品生产、经营活动。对生产者专门用于生产假药、劣药的原辅材料、包装材料、生产设备，予以没收。

4. 药品生产企业、经营企业、药物非临床安全性评价研究机构、药物临床试验机构未按照规定实施《药品生产质量管理规范》《药品经营质量管理规范》《药物非临床研究质量管理规范》《药物临床试验质量管理规范》的，给予警告，责令限期改正；逾期不改正的，责令停产、停业整顿，并处5000元以上2万元以下的罚款；情节严重的，吊销《药品生产许可证》《药品经营许可证》和药物临床试验机构的资格。

5. 伪造、变造、买卖、出租、出借、许可证以及药品批准证明文件的，没收违法所得，并处违法所得1倍以上3倍以下的罚款；没收违法所得的，处2万元以上10万元以下的罚款；情节严重的，并吊销卖方、出租方、出借方的《药品生产许可证》《药品经营许可证》《医疗机构制剂许可证》或者撤销药品批准证明文件；构成犯罪的，依法追究刑事责任。提供虚假的证明、文件资料、样品或者采取其他欺骗手段取得《药品生产许可证》《药品经营许可证》《医疗机构制剂许可证》或者药品批准证明文件的，吊销《药品生产许可证》《药品经营许可证》《医疗机构制剂许可证》或者撤销药品批

准证明文件，5 年内不受理其申请，并处 1 万元以上 3 万元以下的罚款。

6. 药品检验机构出具虚假检验报告，构成犯罪的，依法追究刑事责任；不构成犯罪的，责令改正，给予警告，对单位并处 3 万元以上 5 万元以下的罚款；对直接负责的主管人员和其他直接责任人员依法给予降级、撤职、开除的处分，并处 3 万元以下的罚款；有违法所得的，没收违法所得；情节严重的，撤销其检验资格。药品检验机构出具的检验结果不实，造成损失的，应当承担相应的赔偿责任。

7. 药品监督管理部门或者其设置的药品检验机构或者其确定的专业从事药品检验的机构参与药品生产经营活动的，由其上级机关或者监察机关责令改正，有违法收入的予以没收；情节严重的，对直接负责的主管人员和其他直接责任人员依法给予行政处分。药品监督管理部门或者其设置的药品检验机构或者其确定的专业从事药品检验的机构的工作人员参与药品生产经营活动的，依法给予行政处分。药品监督管理人员滥用职权、徇私舞弊、玩忽职守，构成犯罪的，依法追究刑事责任；尚不构成犯罪的，依法给予行政处分。

 案　例

刺五加注射液事件

2008 年 7 月 1 日，昆明特大暴雨造成库存的完达山药业公司刺五加注射液被雨水浸泡。该公司云南销售人员张某从总公司调来包装标签，更换后销售，致使云南省红河州 6 名患者使用该药品后出现严重不良反应，其中 3 例死亡。中国食品药品检定研究院、云南省食品药品检验所在被雨水浸泡药品的部分样品中检出多种细菌。

问题：

1. 依据《药品管理法》的规定，这批药品应按假药还是劣药论处？

2. 对企业和企业直接责任人应如何处理？

目标检测

一、单项选择题

1. 国家食品药品监督管理总局的英文缩写为（　　）
   A. SDA　　　　　　　　　　　　B. SFDA
   C. CFDA　　　　　　　　　　　D. FDA
   E. CAP

2. 药品不良反应是指（　　）
   A. 合格药品在正常用量下出现的与用药目的无关的有害反应
   B. 合格药品使用后出现的有害反应
   C. 合格药品在正常用法用量下出现的与用药目的无关的有害反应

D. 合格药品在正常用量下出现的意外有害反应

E. 合格药品在正常用量下所引起的副作用、毒性反应、特异质反应

3. 下列不属于《药品管理法》所规定的药品是（　　）

    A. 中药材　　　　　　　　　　B. 中药饮片

    C. 化学原料药　　　　　　　　D. 血清、疫苗

    E. 内包装材料、医疗器械

4. 由国家统一制定，各地不得调整的是（　　）

    A. 国家批准正式进口的药品

    B. 纳入《基本医疗保险药品目录》的药品

    C.《基本医疗保险药品目录》中的西药和中成药

    D. 甲类目录药品

    E. 乙类目录药品

5. 按基本医疗保险的规定全额给付的是（　　）

    A. 使用甲类目录药品所发生的费用

    B. 使用乙类目录药品所发生的费用

    C. 使用中药饮片所发生的费用

    D. 急救、抢救期间所需药品

    E. 使用果味制剂所发生的费用

6. 我国遴选非处方药的指导思想是（　　）

    A. 安全有效、慎重从严

    B. 结合国情、中西并重

    C. 安全有效、中西并重

    D. 慎重从严、结合国情

    E. 安全有效、慎重从严、结合国情、中西药并重

7. 经营处方药、甲类非处方药的药品零售企业，应当配备（　　）

    A. 药师以上专业技术人员

    B. 执业药师

    C. 从业药师

    D. 执业药师或者其他依法经资格认定的药学技术人员

    E. 执业药师或药师以上药学技术人员

8. 国家对药品质量规格及检验方法所作的技术规定，是药品生产、供应、使用、检验和监督管理部门共同遵循的法定依据是（　　）

    A. 药品标准　　　　　　　　　B. 国家基本药物制度

    C. 处方药注册管理规范　　　　D. 仿制药品注册管理规范

    E. 基本医疗保险药品遴选办法

9. 先由参保人员自付一定比例，再按基本医疗保险的规定支付所发生的药品费用是（　　）

A. 使用甲类目录药品所发生的费用

B. 使用乙类目录药品所发生的费用

C. 使用中药饮片所发生的费用

D. 急救、抢救期间所需药品

E. 使用果味制剂所发生的费用

10. 《药品管理法》规定，主管全国药品监督管理工作的是（ ）

A. 国务院药品监督部门

B. 国务院发展与改革宏观调控部门

C. 国务院药品监督管理部门

D. 国务院产品质量监督部门

E. 国务院卫生行政部门

11. 普通商业企业经营乙类非处方药（ ）

A. 应配备执业药师

B. 应配备药师以上专业技术职称人员

C. 应配备药学本科以上学历人员

D. 应配备药学专科以上学历人员

E. 应配备经当地地市级药监部门培训、考核合格并取得上岗证的人员

12. 首次进口药品通关后，对其进行检验的机构是（ ）

A. 国务院药品监督管理部门指定的药品检验机构

B. 口岸所在地药品监督管理部门指定的药品检验机构

C. 口岸所在地药品监督管理部门

D. 省级药品监督管理部门

E. 国务院药品监督管理部门

13. 下列情形中，为劣药的是（ ）

A. 所标明的适应证或者功能主治超出规定范围的

B. 变质的

C. 药品成分的含量不符合国家药品标准的

D. 依照《药品管理法》必须检验而未经检验即销售的

E. 使用未取得批准文号的原料药生产的

14. 未取得《药品生产许可证》《药品经营许可证》生产、经营药品的，依法予以取缔，没收违法生产、销售的药品和违法所得，并处罚款，罚款金额为（ ）

A. 违法生产、销售的药品货值金额的 1 ~ 3 倍

B. 违法生产、销售的药品货值金额的 2 ~ 5 倍

C. 违法生产、销售的药品货值金额的 2 倍以上

D. 2 万元以上 4 万元以下

E. 3 万元以上 5 万元以下

15. 列入国家药品标准的药品名称为（ ）

A. 药品商品名称　　　　　　　B. 药品通用名称

C. 药品专利名称　　　　　　　D. 药品普通名称

E. 药品标准名称

16. 下列属于假药的是（　　）

    A. 改变剂型或改变给药途径的药品

    B. 超过有效期的

    C. 更改生产批号的

    D. 以其他药品冒充麻醉药品的

    E. 擅自添加着色剂、防腐剂、香料、矫味剂及辅料的

17. 从事生产、销售假药的企业，其直接负责的主管人员和其他直接责任人员多长时间内不得从事药品生产、经营活动（　　）

    A. 10 年　　　　　　　　　　B. 8 年

    C. 5 年　　　　　　　　　　　D. 3 年

    E. 终身

18.《药品召回管理办法》将一级召回界定为（　　）

    A. 使用该药品可能引起严重健康危害的

    B. 使用该药品可能引起暂时健康危害的

    C. 使用该药品可能引起可逆健康危害的

    D. 使用该药品可能引起暂时或可逆健康危害的

    E. 使用该药品一般不会引起健康危害，但由于其他原因需要收回的

19. 药品生产企业在作出药品一级召回决定后，应在几小时内通知到有关药品经营企业、使用单位停止销售和使用（　　）

    A. 12 小时　　　　　　　　　B. 24 小时

    C. 48 小时　　　　　　　　　D. 36 小时

    E. 72 小时

20. 区分药品与食品、毒品等其他物质的基本点是（　　）

    A. 用法用量与适应证　　　　B. 使用目的和使用对象

    C. 使用目的和使用方法　　　D. 使用方法和使用剂量

    E. 防治疾病的物质

21. 新药监测期内的国产药品应当报告该药品的（　　）

    A. 所有不良反应　　　　　　B. 新的不良反应

    C. 严重的不良反应　　　　　D. 说明书中已经载明的不良反应

    E. 说明书中未载明的不良反应

二、多项选择题

1. 药品的质量特性包括（　　）

    A. 有效性　　　　　　　　　B. 应用性

   C. 安全性　　　　　　　　　　D. 稳定性

   E. 均一性

2. 国家药品监督管理部门对上市药品进行再评价，根据再评价的结果，可采取的措施包括（　　）

   A. 责令修改药品说明书　　　　B. 暂停生产、销售和使用

   C. 按劣药论处　　　　　　　　D. 撤销药品批准证明文件

   E. 撤销相关许可证

3. 关于处方药的说法正确的有（　　）

   A. 必须凭执业医师或执业助理医师处方才可调配、购买和使用

   B. 必须具有《药品生产许可证》和药品批准文号才能生产

   C. 必须具有《药品经营许可证》才能经营

   D. 只准在专业性医药报刊进行广告宣传

   E. 医疗机构可以根据医疗需要使用

4. 我国基本药物目录中的药品包括（　　）

   A. 化学药品　　　　　　　　　B. 生物制品

   C. 原料药　　　　　　　　　　D. 中成药

   E. 饮片

5. 药品严重不良反应包括（　　）

   A. 导致死亡的不良反应

   B. 致癌、致畸、致出生缺陷的不良反应

   C. 对器官功能产生永久损伤的不良反应

   D. 导致显著的或永久的人体伤残的不良反应

   E. 导致住院或住院时间延长的不良反应

6. 依照《药品召回管理办法》规定，药品生产企业发现药品存在安全隐患而不主动召回药品的（　　）

   A. 责令召回药品

   B. 没收违法所得

   C. 并处应召回药品货值金额 3 倍的罚款

   D. 并处应召回药品货值金额 5 倍的罚款

   E. 造成严重后果的，由原发证部门撤销药品批准证明文件，直至吊销《药品生产许可证》

7. 省级药品监督管理部门负责审批（　　）

   A. 药品生产企业、药品批发企业

   B. 药品广告

   C. 药品零售企业

   D.《医疗机构制剂许可证》及医疗机构制剂批准文号

   E. 药品生产批准文号

8. 未取得许可证而擅自生产药品、经营药品或配制制剂的应（ ）

   A. 依法予以取缔

   B. 没收违法生产、销售的药品和违法所得

   C. 并处违法生产、销售的药品货值金额 2 倍以上 5 倍以下的罚款

   D. 其直接负责的主管人员和其他直接责任人员 10 年内不得从事药品生产、经营活动

   E. 构成犯罪的，依法追究刑事责任

9. 制定《中华人民共和国药品管理法》的宗旨不包括（ ）

   A. 加强药品监督管理

   B. 保证药品质量

   C. 提高医药企业生存能力

   D. 保障人体用药安全

   E. 维护人民身体健康和用药的合法权益

10. 下列情形按劣药论处的有（ ）

   A. 变质的药品　　　　　　B. 被污染的药品

   C. 超过有效期的　　　　　D. 不注明或更改生产批号的

   E. 所含成分与国家药品标准规定的成分不符的药品

三、简答题

1. 简述药品的质量特性。

2. 国家基本药物的遴选原则及不能纳入目录遴选范围的药品是什么？

3. 什么是假药？哪些情形按假药论处？

4. 什么是劣药？哪些情形按劣药论处？

5. 我国对处方药与非处方药的管理有何不同？

第四章　药品注册管理

📖 知识要点

1. 药品注册的概念及分类。
2. 新药注册的申报与审批及新药技术转让。
3. 药物临床前研究及《药物非临床研究质量管理规范》（GLP）。
4. 药物临床研究及《药物临床试验质量管理规范》（GCP）。
5. 仿制药、进口药的申报与审批。
6. 药品再注册申请与审批。

第一节　药品注册的基本概念

一、药品注册

药品注册是指国家食品药品监督管理总局根据药品注册申请人的申请，依照法定程序，对拟上市销售药品的安全性、有效性、质量可控性等进行审查，并决定是否同意其申请的审批过程。

药品注册管理是药品监督管理的重要组成部分。国家进行药品注册管理的目的在于保证药品的安全、有效和质量可控，规范药品注册行为；鼓励创新，促进开发新药；提高审批效率，促进科学发展。

二、药品注册申请

药品注册申请包括新药申请、仿制药申请、进口药品申请、补充申请和再注册申请。

1. 新药申请　是指未曾在中国境内上市销售的药品的注册申请。已上市药品改变剂型、改变给药途径、增加新适应证的按照新药申请程序申报。

2. 仿制药申请　是指生产国家食品药品监督管理总局已批准上市的已有国家标准的药品的注册申请；但是生物制品按照新药申请的程序申报。

3. 进口药品申请　是指境外生产的药品在中国境内上市销售前的注册申请。

4. 补充申请 是指新药申请、仿制药申请或者进口药品申请经批准后，改变、增加或取消原批准事项或者内容的注册申请。

5. 再注册申请 是指药品批准证明文件有效期满后申请人拟继续生产或进口该药品的注册申请。

三、药品注册标准

药品注册标准是指国家食品药品监督管理总局批准给药品注册申请人特定药品的标准。生产该药品的药品生产企业必须执行该注册标准，其内容包括质量标准、检验方法以及生产工艺等技术要求。注册标准仅适用于特定企业生产该种药品，不适用于其他企业。如果某种药品有多个企业被批准生产，也就有多个相应的药品注册标准，各企业依据自己的注册标准进行生产和质量检验，但各药品注册标准均不得低于《中国药典》的规定。

四、药品批准文号

生产新药或者仿制药须经国务院药品监督管理部门批准，并在批准文件上规定该药品的专有编号，此编号称为药品批准文号。药品生产企业在取得药品批准文号后，方可生产该药品。每种药品的每一规格发给一个批准文号。除经国家药品监督管理部门批准的药品委托生产和异地加工外，同一药品不同生产企业发给不同的药品批准文号。

（一）药品批准文号的格式

药品批准文号的格式：国药准字 H（Z、S、J）+4 位年号 +4 位顺序号，其中 H 代表化学药品，Z 代表中药，S 代表生物制品，J 代表进口药品分包装。

《进口药品注册证》证号的格式：H（Z、S）+4 位年号 +4 位顺序号；《医药产品注册证》证号的格式：H（Z、S）C +4 位年号 +4 位顺序号，其中 H 代表化学药品，Z 代表中药，S 代表生物制品。对于境内分包装用大包装规格的注册证，其证号在原注册证号前加字母 B。

新药证书号的格式：国药证字 H（Z、S）+4 位年号 +4 位顺序号，其中 H 代表化学药品，Z 代表中药，S 代表生物制品。

（二）药品批准文号的有效期

药品批准文号的有效期为 5 年。有效期届满，需要继续生产该药品的，申请人应当在有效期满前 6 个月申请再注册。

冒用批准文号经营假药案

湖南省攸县某药房销售的鹿龟三肾丸有质量问题。食品药品监督管理部门接到举报后立即赶到现场，发现有鹿龟三肾丸 37 盒，标示厂家为吉林省辉南天泰药业股份有限公司，批准文号为国药准字 Z22025773，但该药房现场不能提供供货方资质证件及合法票据。

执法人员立即对该批药品进行查封，并到国家食品药品监督管理总局数据库进行查询，查得该批准文号注册药品并不是鹿龟三肾丸，而是吉林省辉南天泰药业股份有限公司生产的三肾丸。由此，湖南、吉林两省食药监局立即对此事展开调查。经鉴定发现，该药房销售的鹿龟三肾丸不是吉林省辉南天泰药业有限公司生产的，此批药品为假药。

药监部门敬告广大药品消费者，辨别假药最有效的途径是到国家食品药品监督管理总局数据查询中心网站查询该药品的批准文号与相关信息，对照即可辨别真伪。

问题：

1. 为什么说查询药品批准文号是辨别药品真伪的最好方法？

2. 登陆国家食品药品监督管理总局数据中心网站，尝试查询手中的药品。

第二节 新药注册管理

2005 年度药品退审情况

2005 年国家食品药品监督管理局药品审评中心共退审各类药品申请 1129 件。退审申请类型以新药、已有国家标准和补充申请为主。退审药品以化学药品和中药为主，分别为 798 件和 264 件。退审原因大致分为 17 类，主要有规格设计不符合要求、未在规定时限补交资料、申请人主动撤回注册申请、处于保护期、剂型设计不合理、检定不合格、不同意变更有效期、稳定性试验资料不符合要求、不同意修改说明书、立题依据不充分、原料药不符合要求、申报资料不符合要求、工艺不合理、盐类药物酸根不合理、存在临床用药安全隐患、生物不等效、不同意申报的适应证等。

问题：药品注册要求很严格，其流程是什么？

一、新药的概念与注册分类

（一）新药的概念

新药是指未曾在中国境内上市销售的药品。对已上市药品改变剂型、改变给药途径、增加新适应证的按新药管理。

（二）新药注册的分类

我国对申请注册的药品实行分类审批。分为中药和天然药物、化学药品、生物制品三大类，每一大类又细化为若干个注册小类。其中中药、天然药物注册分为 9 类，化学药品注册分为 6 类，生物制品注册分为 15 类。

1. 中药、天然药物注册分类

（1）未在国内上市销售的从植物、动物、矿物等物质中提取的有效成分及其制剂。

（2）新发现的药材及其制剂。

（3）新的中药材代用品。

（4）药材新的药用部位及其制剂。

（5）未在国内上市销售的从植物、动物、矿物等物质中提取的有效部位及其制剂。

（6）未在国内上市销售的中药、天然药物复方制剂，包括①中药复方制剂；②天然药物复方制剂；③中药、天然药物和化学药品组成的复方制剂。

（7）改变国内已上市销售中药、天然药物给药途径的制剂。

（8）改变国内已上市销售中药、天然药物剂型的制剂。

（9）仿制药。

2. 化学药品注册分类

（1）未在国内上市销售的药品，包括①通过合成或者半合成的方法制得的原料药及其制剂；②天然物质中提取或者通过发酵提取的新的有效单体及其制剂；③用拆分或者合成等方法制得的已知药物中的光学异构体及其制剂；④由已上市销售的多组分药物制备为较少组分的药物；⑤新的复方制剂。

（2）改变给药途径且尚未在国内外上市销售的药品。

（3）已在国外上市销售但尚未在国内上市销售的药品，包括①已在国外上市销售的原料药及其制剂；②已在国外上市销售的复方制剂；③改变给药途径并已在国外上市销售的制剂。

（4）改变已上市销售盐类药物的酸根、碱基（或者金属元素），但不改变其药理作用的原料药及其制剂。

（5）改变国内已上市销售药品的剂型，但不改变给药途径的制剂。

（6）已有国家药品标准的原料药或者制剂。

3. 治疗用生物制品注册分类

（1）未在国内上市销售的生物制品。

（2）单克隆抗体。

（3）基因治疗、体细胞治疗及其制品。

（4）变态反应原制品。

（5）由人、动物的组织或者体液提取的，或者通过发酵制备的具有生物活性的多组分制品。

（6）由已上市销售的生物制品组成新的复方制剂。

（7）已在国外上市销售但尚未在国内上市销售的生物制品。

（8）含未经批准菌种制备的微生态制品。

（9）与已上市销售制品结构不完全相同且国内外均未上市销售的制品（包括氨基酸位点突变、缺失，因表达系统不同而产生、消除或者改变翻译后修饰，对产物进行化学修饰等）。

（10）与已上市销售制品制备方法不同的制品。

（11）首次采用DNA重组技术制备的制品。

（12）国内外尚未上市销售的由非注射途径改为注射途径给药，或者由局部用药改为全身给药的制品。

（13）改变已上市销售制品的剂型但不改变给药途径的生物制品。

（14）改变给药途径的生物制品（不包括上述第12项）。

（15）已有国家药品标准的生物制品。

二、药物的临床前研究

（一）临床前研究内容

新药注册的第一个阶段是临床试验的审批。在申请临床试验之前，需要完成临床前研究，其内容包括药物合成工艺、提取方法、理化性质及纯度、剂型选择、处方筛选、制备工艺、检验方法、质量指标、稳定性、药理、毒理、动物药代动力学等。中药制剂还包括原药材的来源、加工及炮制等，生物制品还包括菌毒种、细胞株、生物组织等起始材料的质量标准、保存条件、遗传稳定性及免疫学的研究等。

（二）药物临床前研究的规定

药物临床前研究应执行有关管理规定，其中安全性评价研究必须执行《药物非临床研究质量管理规范》（简称GLP）。

1. 从事药物研究开发的机构必须具有与试验研究项目相适应的条件，包括人员、场地、设备、仪器和管理制度等，同时必须保证所有试验数据和资料的真实性。单独申请药物制剂的其所使用的原料药必须有批准文号、《进口药品注册证》或《医药产品注册证》，不具有的需经国家食品药品监督管理总局批准。药物临床前研究应当参照有关技术指导原则进行。

2. 使用境外提供的药物试验研究资料的，必须附有境外提供资料的药物研究机构出具的证明文件，并经国家食品药品监督管理总局认可。

（三）药品的名称

药品的名称和命名依据是药品注册的内容之一。《药品注册管理办法》规定：化学药品名称包括通用名、化学名、英文名、汉语拼音。中药材名称包括中文名、汉语拼音、拉丁名。中药制剂名称包括中文名、汉语拼音、英文名。生物制品名称包括通用名、汉语拼音、英文名。

知识链接

中成药的命名方法

1. 根据实际剂型命名，剂型名列于后。

2. 如为单味成药，采用药材名与剂型结合命名。如益母草膏、板蓝根颗粒。

3. 复方中成药，可根据情况采用下列命名方法：①采用方内主要药材名称缩合命名，名称一般不超过5个字，如蒲地蓝消炎片，由蒲公英、苦地丁、板蓝根等几味药组成。②采用主要药材名与功效结合命名，如桑菊感冒片。③以几味药命名或加注的，如六味地黄丸、八味沉香散。

三、药物的临床研究

药物的临床研究必须经国家食品药品监督管理总局批准后方可实施。临床研究必须执行《药物临床试验质量管理规范》（简称GCP），包括临床试验和生物等效性试验。

临床试验是指任何在人体（患者或健康志愿者）进行的药物系统性研究，以证实或揭示试验用药物的作用、不良反应及药物的吸收、分布、代谢和排泄，目的是确定试验药物的疗效和安全性。

生物等效性试验是指用生物利用度研究的方法，以药代动力学参数为指标，比较同一种药物的相同或者不同剂型的制剂，在相同试验条件下，其活性成分吸收程度和速度有无统计学差异的人体试验。生物利用度试验病例数为18~24例。

（一）临床试验的分期与研究目的

临床试验分为Ⅰ、Ⅱ、Ⅲ、Ⅳ期。申请新药注册应当进行Ⅰ、Ⅱ、Ⅲ期临床试验。

1. Ⅰ期临床试验 是初步的临床药理学及人体安全性评价试验。其目的是观察人体对于新药的耐受程度和药代动力学，为制定给药方案提供依据。Ⅰ期最低病例数为20~30例。

2. Ⅱ期临床试验 是治疗作用初步评价阶段。其目的是初步评价药物对目标适应证患者的治疗作用和安全性，也包括为Ⅲ期临床试验研究设计和给药剂量方案的确定提供依据。Ⅱ期最低病例数为100例。

3. Ⅲ期临床试验 是治疗作用确证阶段。其目的是进一步验证药物对目标适应证患者的治疗作用和安全性，评价利益与风险关系，最终为药物注册申请的审查提供充分的依据。Ⅲ期最低病例数为300例。

4. Ⅳ期临床试验 是新药上市后应用研究阶段。其目的是考察在广泛使用条件下的药物的疗效和不良反应，评价在普通或者特殊人群中使用的利益与风险关系以及改进给药剂量等。Ⅳ期最低病例数为2000例。

不同注册分类的药品对临床试验的要求各不相同。罕见病、特殊病种及其他情况，要求减少临床研究病例数的，必须经国家食品药品监督管理总局批准。

（二）临床试验的质量管理

1. 临床试验场所　申请人应从具有药物临床试验资格的机构中选择进行临床试验。药物临床试验被批准后应当在 3 年内实施，逾期作废，应当重新申请。

2. 临床试验用药的制备和使用　临床试验药物应当在符合 GMP 条件的车间，严格按照 GMP 要求制备，须经检验合格后才能作为临床试验用药。申请人对临床试验用药的质量负有全部责任。临床试验药物使用由临床试验者负责，必须保证按研究方案使用于受试者，不得把药物交给任何非临床试验者。临床试验用药物不得销售。

3. 临床试验资料报送　临床试验方案及相关资料，应按规定在临床试验实施前报送国家食品药品监督管理总局和省级食品药品监督管理部门。申请人完成每期临床试验后，应提交临床试验和统计分析报告。临床试验时间超过 1 年的，申请人应每年提交研究进展报告。

4. 临床试验受试者　临床试验机构和临床试验者有义务采取必要措施，保障受试者安全。密切注意药物不良反应，按照规定进行报告和处理。出现大范围、非预期的药物不良反应，或确证临床试验药物有严重质量问题，国家食品药品监督管理总局或省级食品药品监督管理部门可以责令暂停或终止临床试验。

四、新药的申报与审批

（一）药品注册管理机构

国家食品药品监督管理总局主管全国药品注册管理工作，负责对药物临床研究、药品生产和进口的审批。省级食品药品监督管理局负责对药品注册申报资料的完整性、规范性和真实性的初审。

（二）新药申报与审批程序

新药注册申报，分为临床研究申报审批和生产上市申报审批。

1. 省级食品药品监督管理局负责对申报资料进行形式审查，组织对研制情况及条件进行现场考察，抽取检验用样品，向指定的药品检验所发出注册检验通知。然后将审查意见、考察报告、申报材料上报国家食品药品监督管理总局。

2. 指定的药品检验所负责样品检验和申报的药品标准复核。

3. 国家食品药品监督管理总局药品审评中心负责对新药进行技术审批和所有资料的全面审评，对符合要求的予以批准，发给新药证书、药品批准文号，并发布该药品的注册标准和说明书。图 4 - 1 为新药申报与审批流程图。

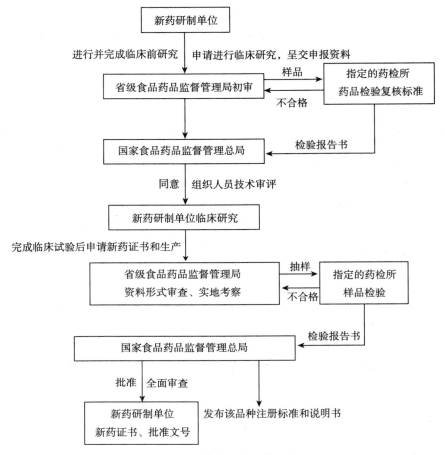

图 4 − 1　新药申报与审批流程图

五、新药监测期的管理

（一）新药的监测期

　　国家食品药品监督管理总局根据保护公众健康的要求，可以对批准生产的新药设立监测期。新药监测期自批准该新药生产之日起计算，最长不得超过 5 年。

　　新药进入监测期后，国家食品药品监督管理总局不再受理其他申请人同品种的新药申请。监测期内的新药，国家食品药品监督管理总局不批准其他企业生产、改变剂型和进口。设立监测期的新药从批准之日起 2 年内没有生产的，国家食品药品监督管理总局可以批准其他药品生产企业生产该新药的申请，并继续进行监测。新药进入监测期时，已经批准其他申请人进行药物临床研究的，该申请可以按照药品注册申报与审批程序继续办理；符合规定的，国家食品药品监督管理总局可以批准生产或进口，并对境内药品生产企业生产的该新药一并进行监测。新药进入监测期时，国家食品药品监督管理总局已经受理但尚未批准其他申请人进行药物临床研究的，该项申请应当予以退审；该新药监测期满后，申请人可以提出仿制药注册申请。

（二）新药监测期的管理

药品生产企业应当经常考察处于监测期内的新药的生产工艺、质量、稳定性、疗效及不良反应等情况，每年向所在地省级药品监督管理部门报告。药品生产、经营、使用或者检验、监督单位发现新药有严重质量问题或者非预期的不良反应，必须及时向省级药品监督管理部门报告。省级食品药品监督管理局收到报告后立即组织调查，并报告国家食品药品监督管理总局。

六、新药技术转让

新药技术转让是指新药证书的持有者将新药生产技术转给药品生产企业，并由该药品生产企业申请生产该新药的行为。

新技术的转让方是指持有新药证书且尚未取得药品批准文号的机构。已取得药品批准文号的，申请新药技术转让时，应当提出注销原批准文号的申请。

（一）新药技术转让有关规定

1. 新药技术转让应当一次性转让给一个药品生产企业。由于特殊原因该药品生产企业不能生产的，新药证书持有者可以持原受让方放弃生产该药品的合同等有关证明文件，将新药技术再转让一次。国家食品药品监督管理总局应当按照规定注销原受让方该品种的药品批准文号。

2. 接受新药技术转让的企业不得对该技术进行再次转让。监测期内的药品，不得进行新药技术转让。

3. 接受新药技术转让的药品生产企业必须取得《药品生产许可证》和《药品生产质量管理规范》认证证书。受转让的新药应当与受让方《药品生产许可证》和《药品生产质量管理规范》认证证书中载明的生产范围一致。

（二）新药技术转让的申请与审批

1. 签订转让合同　新药证书持有者转让新药生产技术时，应当与受让方签定转让合同，并将技术及资料全部转让给受让方，指导受让方试制出质量合格的连续 3 批产品。

2. 初审　由新药证书持有者与受让方共同向受让方所在地省级食品药品监督管理局提出申请。省级食品药品监督管理局受理新药技术转让申请后，对受让方的试制现场、生产设备、样品生产与检验记录进行检查，并进行抽样，同时通知药品检验所进行检验。承担药品检验任务的药品检验所在规定的时限内完成检验，出具检验报告书，报送省级食品药品监督管理局。省级食品药品监督管理局对收到的检验报告书和有关资料进行审查并提出意见，报送国家食品药品监督管理总局，同时将审查意见通知申请人。

3. 批准　国家食品药品监督管理总局对新药技术转让的补充申请进行全面审评。

需要进行临床研究的，发给《药物临床研究批件》。申请人在完成临床研究后，向国家食品药品监督管理总局报送临床研究资料。国家食品药品监督管理总局以《药品补充申请批件》的形式，决定是否批准生产。符合规定的，发给药品批准文号；对于转让方已取得的药品批准文号，同时予以注销。

第三节　仿制药品的注册管理

仿制药品退审案

　　注射用氨曲南为仿制国外过专利期药品，注册申报资料中有关物质检测一项出了问题。其有关物质检测采用 HPLC 法，并未按国外药典收载之方法进行。有研究资料显示，该方法测定脱磺基氨曲南的保留时间长，不利于杂质的检出，方法不可行，予以退审。

　　问题：

　　1. 仿制药品的申请要注意什么？

　　2. 其审批程序如何？

一、仿制药的仿制申请条件

1. 申请生产仿制药的企业应具备的条件　仿制药申请人应当是持有《药品生产许可证》《药品生产质量管理规范》认证证书的药品生产企业。所申请的药品应当与《药品生产许可证》载明的生产范围一致。

2. 仿制药的条件　仿制药应当与被仿制药具有同样的活性成分、给药途径、剂型、规格和相同的治疗作用。

二、仿制药的申请与审批

申请生产仿制药的审批程序与新药申报程序相似。

1. 申请　申报人完成试制后，向省级食品药品监督管理局提出申请，报送资料及药物样品。

2. 审查　省级食品药品监督管理局负责资料的形式审查，现场考察，抽取连续 3 个批号样品，通知指定药检所检验，将符合要求的申报资料及现场考察报告上报国家食品药品监督管理总局。指定进行药品检验的药检所将检验报告报国家食品药品监督管理总局。

3. 批准　国家食品药品监督管理总局对资料进行全面审查，符合要求的批准进行临床研究或者生产；批准临床研究的按新药审批程序进行，批准生产的发给药品生产批准文号。国家食品药品监督管理总局和省级食品药品监督管理局不受理试行标准的药品注册申请。

三、仿制药临床试验的有关规定

申请仿制药注册，一般不需要进行临床研究。需要进行临床研究的，化学药品可仅进行生物等效性试验；需要用工艺和标准控制药品质量的中成药和生物制品，应当进行临床试验。

第四节　进口药品的注册管理

制售假冒进口抗肿瘤药按重罪被判刑

2004 年 5 月，被告人王某注册成立了某医药科技有限公司，经营范围主要包括医药产品等的销售、技术开发以及咨询等。2009 年 4 月，王某通过互联网与另一被告人徐某取得联系，在明知徐某没有从事药品经营资质，不能提供进口药品检验报告和《进口药品注册证》，且所提供药品来源不清的情况下，向徐某购买进口抗肿瘤类药品，并假冒某公司抗肿瘤药销售中心的名义对外销售抗肿瘤药品。该进口品牌抗肿瘤药品经检验均被认定为假药。法院裁决认为被告人王某、徐某为谋取非法利益，违反国家药品质量管理制度，置患者生命、健康于不顾，生产、销售假冒的进口抗肿瘤药品，判处有期徒刑 15 年，并处罚金人民币 300 万元，查扣的药品依法予以没收销毁。

问题：

1. 申请进口药品的条件是什么？
2. 如何进行进口药品的申报和审批程序？

一、进口药品的注册

（一）申请进口药品的要求

1. 申请进口的药品、必须获得境外制药厂商所在生产国家或者地区的上市许可，未在生产国家或者地区获得上市许可，经国家食品药品监督管理总局确认该药品安全、有效而且临床需要的，可以批准进口。

2. 申请进口的药品应当符合所在国家或者地区《药品生产质量管理规范》及中国《药品生产质量管理规范》的要求。

3. 申请进口的药品制剂，必须提供直接接触药品的包装材料和容器合法来源的证明文件，提供用于生产该制剂的原料药和辅料合法来源的证明文件。原料药和辅料尚未取得国家食品药品监督管理总局的批准，则应当报送有关的生产工艺、质量标准和检验方法等研究资料。

（二）进口药品的申报与审批程序

进口药品的注册申请需直接向国家食品药品监督管理总局提出，由中国食品药品检定研究院承担样品检验和标准复核，经批准后所发证明文件是《进口药品注册证》。中国香港、澳门和台湾地区制药厂商申请注册的药品发给《医药产品注册证》。进口药品的申报与审批流程，见图4-2。

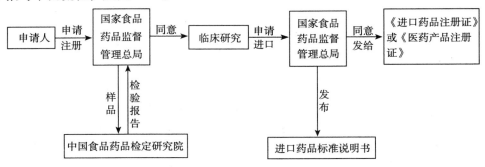

图4-2 进口药品的申报与审批流程图

二、进口药品分包装的注册

进口药品分包装是指药品已在境外完成最终制剂过程，在境内由大包装改为小包装，或者对已完成内包装的药品进行外包装，放置说明书、粘贴标签等。

（一）申请进口药品分包装的要求

1. 申请分包装的药品已经取得《进口药品注册证》或《医药产品注册证》。

2. 该药品应当是中国境内尚未生产的品种，或者虽有生产但是不能满足临床需要的品种。

3. 同一制药厂商的同一品种应当由一个药品生产企业分包装，分包装期限一般不超过5年。

4. 接受分包装的药品生产企业应持有《药品生产许可证》，并持有与分包装的剂型相一致的《药品生产质量管理规范》认证证书。

5. 除片剂、胶囊剂外，分包装的其他剂型应当已在境外完成内包装。

（二）进口药品分包装的申请与审批程序

境外制药厂商与境内的药品生产企业签订合同后，向境内药厂所在地省级食品药品监督管理局提出申请。省级食品药品监督管理局在规定时限内完成审核，报送国家食品药品监督管理总局。国家食品药品监督管理总局对资料进行审查，符合规定的发给药品批准文号。

第五节 药品再注册管理

国家食品药品监督管理总局核发的药品批准文号、《进口药品注册证》或者《医药产品注册证》的有效期为 5 年。有效期届满，需要继续生产或者进口的，申请人应当在有效期届满前 6 个月申请再注册。

一、药品再注册的申请与审批程序

药品再注册申请由药品批准文号的持有者向省级食品药品监督管理局提出，并提供有关申报资料。省级食品药品监督管理局对所申报的资料进行审查，符合要求的，出具药品再注册申请受理通知书。省食品药品监督管理局应当自受理之日起 6 个月内对药品再注册申请进行审查，符合要求的，予以再注册；不符合规定的，报国家食品药品监督管理总局。

进口药品的再注册申请由申请者向国家食品药品监督管理总局提出。国家食品药品监督管理总局受理进口药品的再注册申请后，应当在 6 个月内完成审查。认为符合规定的，予以再注册。

二、不予再注册的规定

有下列情形之一的药品不予再注册：①未在规定时间内提出再注册申请的；②未完成国家食品药品监督管理总局批准上市时提出的有关要求的；③未按照要求完成Ⅳ期临床试验的；④未按照规定进行药品不良反应监测的；⑤经国家食品药品监督管理总局再评价属于淘汰品种的；⑥按照《药品管理法》的规定属于撤销药品批准证明文件的；⑦不具备《药品管理法》规定的生产条件的；⑧未按规定履行监测期责任的；⑨其他不符合有关规定的。

不符合药品再注册规定的，由国家食品药品监督管理总局发出不予再注册的通知，同时注销其药品批准文号等证明文件。

目标检测

一、单项选择题

1. 国家食品药品监督管理总局的英文缩写为（ ）
   A. SDA
   B. SFDA
   C. CFDA
   D. FDA
   E. CAP

2. 对已上市药品改变剂型、改变给药途径、增加新适应证的药品注册按照（ ）申请的程序进行申报

    A. 处方药   B. 特殊管理药品

    C. 仿制药   D. 新药

    E. 进口药

3. 治疗作用确证阶段是 （　）

    A. Ⅰ期临床试验   B. Ⅱ期临床试验

    C. Ⅲ期临床试验   D. Ⅳ期临床试验

    E. 药物临床前研究

4. 药物的临床试验必须经过 （　） 批准，且必须执行《药物临床试验质量管理规范》

    A. 卫生计生委   B. 国家食品药品监督管理总局

    C. 省级食品药品监督管理部门   D. 国家药典委员会

    E. 国家食品药品检定研究院

5. 进口药品的注册申请需向 （　） 提出

    A. 国家食品药品监督管理总局   B. 省级食品药品监督管理部门

    C. 国家药品审评中心   D. 国家药典委员会

    E. 国家食品药品检定研究院

6. 国家食品药品监督管理总局核发的药品批准文号、《进口药品注册证》和《医药产品注册证》的有效期为 （　）

    A. 1 年   B. 2 年

    C. 3 年   D. 4 年

    E. 5 年

7. 新药、仿制药品的注册申请需向 （　） 提出

    A. 国家食品药品监督管理总局   B. 国家食品药品检定研究院

    C. 国家药品审评中心   D. 国家药典委员会

    E. 省级食品药品监督管理部门

8. 药品批准文号、《进口药品注册证》和《医药产品注册证》有效期届满，需要继续生产或者进口的，申请人应在有效期满前 （　） 申请再注册

    A. 1 年   B. 6 个月

    C. 5 个月   D. 3 个月

    E. 1 个月

二、多项选择题

1. 药品注册申请包括 （　）

    A. 新药申请   B. 仿制药申请

    C. 进口药品申请   D. 补充申请

    E. 再注册申请

2. 药品不予再注册的情形有 （　）

A. 有效期届满前未提出再注册申请的

B. 未达到国家食品药品监督管理总局批准上市时提出的有关要求的

C. 未按照要求完成Ⅳ期临床试验的

D. 未按照规定进行药品不良反应监测的

E. 经国家食品药品监督管理总局再评价属于淘汰品种的

3. 以下属于新药管理范畴的有（　　）

A. 新发现的药材及其制剂

B. 药材新的药用部位及其制剂

C. 改变给药途径且尚未在国内外上市销售的药品

D. 已有国家药品标准的原料药或者制剂

E. 改变国内已上市销售药品的剂型，但不改变给药途径的制剂

4. 化学药品的名称包括（　　）

A. 通用名　　　　　　　　　　B. 化学名

C. 英文名　　　　　　　　　　D. 汉语拼音名

E. 拉丁名

三、简答题

1. 什么是药品注册？

2. 新药注册审批包括哪两个阶段？

3. 简述进口药品注册审批程序。

第五章　药品生产管理

■ 知识要点

1. 药品生产的概念、特点。
2. 药品生产企业的开办条件及审批主体。
3. 药品委托生产的相关规定。
4. GMP 的概念及主要内容。
5. GMP 的认证及管理办法。

第一节　药品生产与药品生产企业

一、药品生产

（一）药品生产的概念

药品生产是指将原料加工制成能供医疗使用的药品的过程。按照药品生产的过程，可以分为原料药生产和制剂生产。此外，对某些药品来说，还包括药物中间体的生产。

1. 原料药的生产　主要包括生药的加工制造、药用无机元素和无机化合物的加工制造以及药用有机化合物的加工制造。可以从天然物分离提取制备、化学合成法制备或用生物技术获得原料药。原料药的生产根据原材料来源性质的不同，又可分为化学原料药、中药材、生物生化原料药的生产。

2. 药物中间体的生产　药物中间体是指在药物化学合成或生物合成过程中所得到的各种中间产物的泛称。药物中间体是药物合成的关键原料，它也是制药工业发展的重要物质基础。

3. 药物制剂的生产　将各种来源和不同方法制得的原料药进一步加工制成适合于医疗或预防用的各种形式的具体品种。药物制剂的生产根据原料药的来源又可分为化学药品制剂、中成药、生物生化制品的生产。

（二）药品生产的特点

1. 专业性强　药品生产有很强的专业性，要求具备专业的药学技术人员、工程技术人员及相应的工人。

2. 先进的生产技术　随着药学、医学、化学、生物学、电子、机械、信息技术等科技领域的发展，目前药品生产的机械化和自动化程度越来越高。如高速压片机、全自动胶囊充填机、高效包衣机、沸腾制粒机等先进制药设备的应用，促进了制药生产技术的发展。

3. 严格的生产条件　药品生产对生产环境（包括温度、湿度）、空气洁净度，人员的卫生要求非常严格。药品的质量也必须符合法定的质量标准，药品生产也需要符合相关的管理规定。

4. 复杂的生产环节　药品生产涉及的原料药、辅料品种较多，药品的种类、规格、剂型也各不相同，生产环节也较复杂。

5. 法制化的监督管理　国家对药品的生产实施严格的监督管理，药品的生产需要获得《药品生产许可证》，并遵守《药品生产质量管理规范》的相关规定。

二、药品生产企业

市场经济体制下的药品生产企业是指应用现代科学技术，自主地进行药品生产经营活动，实行独立核算、自负盈亏，具有法人资格的经济组织，又称为"药厂"或"制药公司"，包括生产药品的专营企业或者兼营企业。

第二节　药品生产管理

一、药品生产的法制管理

根据《药品管理法》《药品管理法实施条例》的相关规定，对药品生产的法制管理主要体现在《药品生产许可证》制度、药品生产的准入管理以及药品生产的行为规则上。

（一）实行《药品生产许可证》制度

《药品管理法》规定："开办药品生产企业，须经企业所在地省、自治区、直辖市人民政府药品监督管理部门批准并发给《药品生产许可证》，凭《药品生产许可证》到工商行政管理部门办理登记注册。无《药品生产许可证》的，不得生产药品。"

（二）药品生产的准入管理

1. 开办药品生产企业必须具备的条件　根据相关法律法规的规定，开办药品生产企业，除应当符合国家制定的药品行业发展规划和产业政策外，还应当符合以下条件：

（1）具有经过资格认证的药学技术人员、工程技术人员及相应的技术工人。

（2）具有与其药品生产相适应的厂房、设施和卫生环境。

（3）具有对所生产药品进行质量管理和质量检验的机构、人员以及必要的仪器设备。

（4）具有保证药品质量的规章制度。

国家有关法律法规对生产麻醉药品、精神药品、医疗用毒性药品、放射性药品、药品类易制毒化学品等另有规定的，依照其规定。

2. 开办药品生产企业的申请与审批程序 根据《药品生产监督管理办法》（自2004年8月5日起实施）的相关规定，开办药品生产企业的程序如下：

（1）申请 开办药品生产企业的申请人，应当向拟办企业所在地省级药品监督管理部门提出申请，并提交相应的材料。申请人应当对其申请材料全部内容的真实性负责。

（2）审批 省级药品监督管理部门应当自收到申请之日起30个工作日内，作出是否同意筹建的决定。经审查符合规定的，予以批准，并自书面批准决定作出之日起10个工作日内核发《药品生产许可证》；不符合规定的，作出不予批准的书面决定，并说明理由，同时告知申请人享有依法申请行政复议或者提起行政诉讼的权利。

新开办药品生产企业、药品生产企业新建药品生产车间或者新增生产剂型的，应当自取得药品生产证明文件或者经批准正式生产之日起30日内，按照国家食品药品监督管理总局的规定向相应的药品监督管理部门申请GMP认证。

（三）药品生产的行为规则

1. 关于原辅料的要求 药品生产企业生产药品所使用的原料药，必须具有国务院药品监督管理部门核发的药品批准文号或者进口药品注册证书、医药产品注册证书；但是，未实施批准文号管理的中药材、中药饮片除外。

2. 药品生产遵循的依据 除中药饮片的炮制外，药品必须按照国家药品标准和国务院药品监督管理部门批准的生产工艺进行生产，生产记录必须完整准确。药品生产企业改变影响药品质量的生产工艺的，必须报原批准部门审核批准。中药饮片必须按照国家药品标准炮制；国家药品标准没有规定的，必须按照省级药品监督管理部门制定的炮制规范炮制。

3. 对药品质量检验的规定 药品生产企业必须对其生产的药品进行质量检验；不符合国家药品标准或者不按照省级药品监督管理部门制定的中药饮片炮制规范炮制的，不得出厂。

二、《药品生产许可证》的管理

1.《药品生产许可证》的有关规定 《药品生产许可证》由国家食品药品监督管理总局统一印制，分正本和副本，正本、副本具有同等法律效力。

《药品生产许可证》应当载明许可证编号、企业名称、法定代表人、企业负责人、企业类型、注册地址、生产地址、生产范围、发证机关、发证日期、有效期限等项目。其中由药品监督管理部门核准的许可事项包括企业负责人、生产范围、生产地址。企业名称、法定代表人、注册地址、企业类型等登记事项应当与工商行政管理部门核发的营业执照中载明的相关内容一致。

2.《药品生产许可证》的变更 《药品生产许可证》变更分为许可事项变更和登记事项变更。变更许可事项的，药品生产企业在许可事项发生变更 30 日前，向原发证机关申请《药品生产许可证》变更登记；未经批准，不得变更许可事项。变更后，药品生产企业及时向工商行政管理部门办理企业注册登记的变更手续。变更登记事项的，药品生产企业经工商行政管理部门核准变更后，向原发证机关申请《药品生产许可证》变更登记。

3.《药品生产许可证》的有效期 《药品生产许可证》的有效期为 5 年。有效期届满，需要继续生产药品的，持证企业应当在有效期届满前 6 个月，向原发证机关申请换发《药品生产许可证》。

4.《药品生产许可证》的补发和撤销 《药品生产许可证》遗失的，药品生产企业应当立即向原发证机关申请补发，并在原发证机关指定的媒体上登载遗失声明。原发证机关在企业登载遗失声明之日起满 1 个月后，按照原核准事项在 10 个工作日内补发《药品生产许可证》。

药品生产企业终止生产药品或者关闭的，由原发证机关撤销《药品生产许可证》，并通知工商行政管理部门。

三、药品委托生产的管理

2014 年 8 月 14 日，国家食品药品监督管理总局发布《药品委托生产监督管理规定》，自 2014 年 10 月 1 日起实施。规定中明确了药品委托生产是指药品生产企业（委托方）在因技术改造暂不具备生产条件和能力或产能不足暂不能保障市场供应的情况下，将其持有药品批准文号的药品委托其他药品生产企业（受托方）全部生产的行为，不包括部分工序的委托加工行为。

（一）药品委托生产的申请与审批管理

国家食品药品监督管理总局负责对全国药品委托生产审批和监督管理进行指导和监督检查。省级食品药品监督管理局负责药品委托生产的审批和监督管理。

麻醉药品、精神药品、药品类易制毒化学品及其复方制剂，医疗用毒性药品，生物制品，多组分生化药品，中药注射剂和原料药不得委托生产。国家食品药品监督管理总局可以根据监督管理工作需要调整不得委托生产的药品。放射性药品的委托生产按照有关法律法规规定办理。

申请药品委托生产，由委托方向所在地省级食品药品监督管理局提出申请。委托方应当填写《药品委托生产申请表》，并按照规定要求提交申请材料。对于委托方和受托方不在同一省、自治区、直辖市的，委托方应当首先将《药品委托生产申请表》连同申请材料报受托方所在地省级食品药品监督管理局审查；经审查同意后，方可向委托方所在地省级食品药品监督管理局申报。

经审批符合规定的予以批准，发放《药品委托生产批件》。《药品委托生产批件》的有效期不得超过 3 年，且不得超过该药品批准证明文件规定的有效期限。有效期届满需要继续委托生产的，委托方应当在有效期届满 3 个月前，办理延期手续。

（二）对委托双方的要求

为确保委托生产药品的质量，委托方和受托方必须签订书面合同，明确规定各方责任、委托生产或委托检验的内容及相关的技术事项。

1. 委托方 委托方应当是取得该药品批准文号的药品生产企业，应当对受托方的生产条件、生产技术水平和质量管理状况进行详细考察，对其生产全过程进行指导和监督，负责委托生产药品的质量和销售。

2. 受托方 受托方应当是持有与生产该药品的生产条件相适应的《药品 GMP 证书》的药品生产企业。受托方按照 GMP 进行生产，并按照规定保存所有受托生产文件和记录。

（三）药品委托生产的其他规定

委托生产药品的质量标准应当执行国家药品质量标准，其处方、生产工艺、包装规格、标签、使用说明书、批准文号等应当与原批准的内容相同。在委托生产的药品包装、标签和说明书上，应当标明委托方企业名称和注册地址、受托方企业名称和生产地址。

药品生产企业接受境外制药厂商的委托在中国境内加工药品的，应当在签署委托生产合同后 30 日内向所在地省级药品监督管理部门备案。所加工的药品不得以任何形式在中国境内销售、使用。

第三节　药品生产质量管理规范（GMP）

欣弗事件

2006 年 7 月 24 日，青海省西宁市部分患者使用上海华源股份有限公司安徽华源生物药业有限公司（以下简称安徽华源）生产的克林霉素磷酸酯葡萄糖注射液（即欣弗注射液）后，出现胸闷、心悸、肾区疼痛、腹痛、恶心、呕吐、过敏性休克、肝肾功能损害等临床症状。随后，黑龙江、广西、浙江等省区也分别报告发现类似病例。据统计，全国 16 个省区共报告"欣弗"病例 93 例，死亡 11 人。

经药监部门调查发现导致这起不良反应事件的主要原因是安徽华源

2006 年 6~7 月生产的欣弗注射液未按批准的工艺参数灭菌，降低灭菌温度、缩短灭菌时间、增加灭菌柜装载量，影响了灭菌效果。经中国药品生物制品检定所对相关样品进行检验，结果表明无菌检查和热原检查不符合规定。8 月 17 日，国家食品药品监督管理局责令安徽华源于 31 日前收回剩余的涉案欣弗注射液。

问题：

1. 这批问题药品属于假药或劣药？判断依据是什么？

2. 为什么通过了 GMP 认证的药品生产企业，生产的药品仍然会出问题？

一、GMP 概述

（一）GMP 的概念

GMP 是英文 Good Manufacturing Practice 的缩写，即《药品生产质量管理规范》的简称。GMP 是世界各国对药品生产全过程进行监督管理所普遍采用的一种法定技术规范，也是国际贸易中药品质量签证体制不可分割的重要部分，是药品能在世界市场中流通的"准入证"。

我国于 20 世纪 80 年代初开始推行 GMP。1988 年，根据《药品管理法》，卫生部颁布了我国第一部法定的 GMP，作为正式法规执行，并于 1992 年进行了修订；1999 年 6 月 18 日，国家药品监督管理局颁布再次修订的《药品生产质量管理规范》（1998 年修订）；2011 年 1 月 17 日，卫生部又颁布了《药品生产质量管理规范（2010 年修订）》，自 2011 年 3 月 1 日起施行。

知识链接

新版 GMP 的相关规定

自 2011 年 3 月 1 日起，凡新建药品生产企业、药品生产企业新建（改、扩建）车间均应符合新版药品 GMP 的要求。现有药品生产企业血液制品、疫苗、注射剂等无菌药品的生产，应在 2013 年 12 月 31 日前达到新版药品 GMP 要求；其他类别药品的生产均应在 2015 年 12 月 31 日前达到新版药品 GMP 要求。未达到新版药品 GMP 要求的企业（车间），在上述规定期限后不得继续生产药品。

（二）实施 GMP 的目的与意义

制订和实施 GMP 的主要目的是为了把药品生产过程中的不合格的危险降低到最小；保护消费者的利益，保证人民用药安全有效；同时也是为了保护药品生产企业，使企业有法可依、有章可循。

1. **实施 GMP 符合国家有关法律法规的规定**　GMP 是我国药品生产质量管理工作的基本准则，是国家对药品生产企业进行监督检查的标准和依据。

2. **实施 GMP 有利于保障人民用药安全**　药品是特殊的商品，其质量直接关系人民群众的用药安全。GMP 的实施能最大限度地防止药物污染、混淆等质量事故的发生，最大限度地降低人为差错。

3. **实施 GMP 有利于提高药品生产企业的质量管理水平**　实施 GMP 有利于提高科学的管理水平，促进企业人员素质提高和增强质量意识，保证药品质量。

4. **实施 GMP 有利于提高药品生产企业的市场竞争力**　实施新版 GMP 有利于促进医药行业资源向优势企业集中，淘汰落后生产力。GMP 已成为国际医药贸易对药品生产质量的重要要求，成为国际通用的药品生产及质量管理所必须遵循的原则，也是通向国际市场的通行证。

二、GMP 的主要内容

现行的 GMP 共 14 章、313 条，包括总则、质量管理、机构与人员、厂房与设施、设备、物料和产品、确认与验证、文件管理、生产管理、质量控制与质量保证、委托生产和委托检验、产品发运与召回、自检及附则。

（一）总则

明确实施 GMP 是为了最大限度地降低药品生产过程中污染、交叉污染以及混淆、差错等风险，确保持续稳定地生产出符合预定用途和注册要求的药品。

（二）质量管理

质量管理主要包括质量保证、质量控制和质量风险管理三个方面。明确了药品质量管理要求的质量目标；加强了药品生产质量管理体系建设，大幅提高对企业质量管理软件方面的要求；细化了对构建实用、有效质量管理体系的要求，强化药品生产关键环节的控制和管理，以促进企业质量管理水平的提高。

（三）机构与人员

1. **机构设置**　企业应当设立独立的质量管理部门，履行质量保证和质量控制的职责。质量管理部门可以分别设立质量保证部门和质量控制部门。企业还应配备足够数量并具有适当资质（含学历、培训和实践经验）的管理和操作人员，应当明确规定每个部门和每个岗位的职责。质量管理部门人员不得将职责委托给其他部门的人员。

2. **关键人员**　关键人员至少应当包括企业负责人、生产管理负责人、质量管理负责人和质量受权人。生产管理负责人、质量管理负责人和质量受权人均应至少具有药学或相关专业本科学历（或中级专业技术职称或执业药师资格），接受过与所生产产品相关的专业知识培训。

生产管理负责人应当具有至少 3 年从事药品生产和质量管理的实践经验，其中至少有 1 年药品生产管理经验；质量管理负责人应当具有至少 5 年从事药品生产和质量管理的实践经验，其中至少有 1 年的药品质量管理经验；质量受权人应当具有至少 5 年从事药品生产和质量管理的实践经验，从事过药品生产过程控制和质量检验工作。

质量管理负责人和生产管理负责人不得互相兼任。质量管理负责人和质量受权人可以兼任。

3. 人员卫生　企业应当对所有人员进行卫生要求的培训。直接接触药品的生产人员上岗前应当接受健康检查，以后每年至少进行一次健康检查，并建立健康档案；避免体表有伤口、患有传染病或其他可能污染药品疾病的人员从事直接接触药品的生产；任何进入生产区的人员均应当按照规定更衣，进入洁净生产区的人员不得化妆和佩戴饰物；操作人员应当避免裸手直接接触药品、与药品直接接触的包装材料和设备表面。

（四）厂房与设施

厂房的选址、设计、布局、建造、改造和维护必须符合药品生产要求，能够最大限度地避免污染、交叉污染、混淆和差错，便于清洁、操作和维护。

1. 厂区和厂房　企业应当有整洁的生产环境；总体布局应当合理，不得互相妨碍；厂区和厂房内的人、物流走向应当合理；厂房应当有适当的照明、温度、湿度和通风；厂房、设施的设计和安装应当能够有效防止昆虫或其他动物进入。

2. 洁净区　洁净区与非洁净区之间、不同级别洁净区之间的压差应当不低于 10Pa。必要时，相同洁净度级别的不同功能区域（操作间）之间也应当保持适当的压差梯度；洁净区的内表面（墙壁、地面、天棚）应当平整光滑、无裂缝、接口严密、无颗粒物脱落，避免积尘，便于有效清洁，必要时应当进行消毒。

3. 特殊要求　生产特殊性质的药品，如 β - 内酰胺结构类药品、性激素类避孕药品、细胞毒性类、高活性化学药品、高致敏性药品（如青霉素类）或生物制品（如卡介苗或其他用活性微生物制备而成的药品），必须采用专用和独立的厂房、生产设施和设备，其排风应当经过净化处理。

4. 仓储区　仓储区应当有足够的空间，良好的仓储条件，并有通风和照明设施；高活性的物料或产品及印刷包装材料应当贮存于安全的区域；应当有单独的物料取样区。

（五）设备

1. 设备的基本要求　设备的设计、选型、安装、改造和维护必须符合预定用途，应当尽可能降低产生污染、交叉污染、混淆和差错的风险，便于操作、清洁、维护，以及必要时进行的消毒或灭菌；应当建立设备使用、清洁、维护和维修的操作规程，并保存相应的操作记录。

2. 制药用水　制药用水至少应当采用饮用水；纯化水、注射用水的制备、贮存和分配应当能够防止微生物的滋生，并定期进行监测和消毒，做好记录；纯化水可采用循环，注射用水可采用 70℃ 以上保温循环。

（六）物料和产品

1. 物料 药品生产所用的原辅料、与药品直接接触的包装材料应当符合相应的质量标准。药品上直接印字所用油墨应当符合食用标准要求。进口原辅料应当符合国家相关的进口管理规定。

2. 产品 中间产品和待包装产品应当在适当的条件下贮存，并有明确的标识；成品放行前应当待验贮存，其贮存条件应当符合药品注册批准的要求。

（七）确认与验证

企业的厂房、设施、设备和检验方法应当经过确认。同时，应当采用经过验证的生产工艺、操作规程和检验方法进行生产、操作和检验，并保持持续的验证状态。采用新的生产处方或生产工艺前，应当验证其常规生产的适用性；当影响产品质量的主要因素发生变更时，应当进行确认或验证；清洁方法应经过验证，证实其清洁效果，以有效防止污染和交叉污染。

（八）文件管理

企业必须有内容正确的书面质量标准、生产处方和工艺规程、操作规程以及记录等文件。

每批药品应当有批记录，包括批生产记录、批包装记录、批检验记录和药品放行审核记录等。批记录应当由质量管理部门负责管理，至少保存至药品有效期后一年。质量标准、工艺规程、操作规程、稳定性考察、确认、验证、变更等其他重要文件应当长期保存。

（九）生产管理

所有药品的生产和包装均应当按照批准的工艺规程和操作规程进行操作并有相关记录，以确保药品达到规定的质量标准，并符合药品生产许可和注册批准的要求。不得在同一生产操作间同时进行不同品种和规格药品的生产操作，除非没有发生混淆或交叉污染的可能。

1. 生产操作管理 生产开始前应当进行检查，确保设备和工作场所没有上批遗留的产品、文件或与本批产品生产无关的物料，设备处于已清洁及待用状态。检查结果应当有记录；应当进行中间控制和必要的环境监测，并予以记录；每批药品的每一生产阶段完成后必须由生产操作人员清场，并填写清场记录；清场记录应当纳入批生产记录。

2. 包装操作 包装开始前应当进行检查，确保工作场所、包装生产线、印刷机及其他设备已处于清洁或待用状态，无上批遗留的产品、文件或与本批产品包装无关的物料。检查结果应当有记录；每一包装操作场所或包装生产线，应当有标识标明包装中的产品名称、规格、批号和批量的生产状态；有数条包装线同时进行包装时，应当采取隔离或其他有效防止污染、交叉污染或混淆的措施。

（十）质量控制与质量保证

质量控制与质量保证主要包括以下内容：质量控制实验室管理、物料和产品放行、持续稳定性考察、变更控制、偏差处理、纠正措施和预防措施、供应商的评估和批准、产品质量回顾分析、投诉与不良反应报告。

（十一）委托生产和委托检验

为确保委托生产产品的质量和委托检验的准确性和可靠性，委托方和受托方必须签订书面合同，明确规定各方责任、委托生产或委托检验的内容及相关的技术事项。

（十二）产品发运与召回

每批产品均应当有发运记录。根据发运记录，应当能够追查每批产品的销售情况，必要时应当能够及时全部追回。发运记录应当至少保存至药品有效期后一年。

企业应当建立产品召回系统，必要时可迅速、有效地从市场召回任何一批存在安全隐患的产品。因质量原因退货和召回的产品，均应当按照规定监督销毁，有证据证明退货产品质量未受影响的除外。

（十三）自检

自检应当有计划，对相关项目应定期进行检查；由企业指定人员进行独立、系统、全面的自检，也可由外部人员或专家进行独立的质量审计；自检应当有记录，自检完成后应当有自检报告，自检情况应当报告企业高层管理人员。

（十四）附则

本规范为药品生产质量管理的基本要求。对无菌药品、生物制品、血液制品等药品或生产质量管理活动的特殊要求，由国家食品药品监督管理总局以附录方式另行制定，并标明相关术语的含义。

第四节　GMP 认证管理

药品 GMP 认证是药品监督管理部门依法对药品生产企业药品生产质量管理进行监督检查的一种手段，是对药品生产企业实施药品 GMP 情况的检查、评价并决定是否发给认证证书的监督管理过程。

2011 年 8 月 2 日国家食品药品监督管理局发布了《药品生产质量管理规范认证管理办法》，自发布之日起施行。

一、GMP 认证的组织机构

1. 国家食品药品监督管理总局　主管全国药品 GMP 认证管理工作；负责注射剂、

放射性药品、生物制品等药品 GMP 认证和跟踪检查工作；负责进口药品 GMP 境外检查和国家或地区间药品 GMP 检查的协调工作。国家食品药品监督管理总局药品认证管理中心承办药品 GMP 认证的具体工作。

2. 省级食品药品监督管理局　负责本辖区内除注射剂、放射性药品、生物制品以外其他药品 GMP 认证和跟踪检查工作，同时还负责本辖区药品生产企业药品 GMP 认证申报资料的初审及日常监督管理工作。

药品监督管理部门设立的药品认证检查机构承担药品 GMP 认证申请的技术审查、现场检查、结果评定等工作。负责药品 GMP 认证工作的药品认证检查机构应建立和完善质量管理体系，确保药品 GMP 认证工作质量。

二、GMP 认证的程序

（一）申请认证

新开办药品生产企业或药品生产企业新增生产范围、新建、改建、扩建生产车间的，应当自取得药品批准生产证明文件，或者经批准正式生产之日 30 日内，向企业所在地省级药品监督管理部门提出认证申请，填写《药品 GMP 认证申请书》，并提交相关资料。

属于国家食品药品监督管理总局认证的企业（车间），需经省级药品监督管理部门对申请资料进行初审，合格的报国家食品药品监督管理总局。

（二）认证的受理和审查

省级药品监督管理部门对药品 GMP 申请书及相关资料进行形式审查，申请材料齐全、符合法定形式的予以受理；未按规定提交申请资料的，以及申请资料不齐全或者不符合法定形式的，当场或者在 5 日内一次性书面告知申请人需要补正的内容。

药品认证检查机构对申请资料进行技术审查，需要补充资料的，应当书面通知申请企业。申请企业应按通知要求，在规定时限内完成补充资料，逾期未报的，其认证申请予以终止。

（三）现场检查

从 GMP 认证检查员库中随机抽取至少 3 名认证检查员，组成认证检查组进行认证检查，并实行组长负责制。申请企业所在地省级药品监督管理部门应选派一名药品监督管理工作人员作为观察员参与现场检查，并负责协调和联络与药品 GMP 现场检查有关的工作。

食药监总局认证中心负责组织 GMP 认证现场检查，检查组应严格按照现场检查方案实施检查，检查员应如实做好检查记录。检查方案如需变更的，应报经派出检查组的药品认证检查机构批准。现场检查工作完成后，检查组应根据现场检查情况，结合风险评估原则提出评定建议。现场检查报告应附检查员记录及相关资料，并由检查组成员签字。

检查组应在检查工作结束后将现场检查报告、检查员记录及相关资料报送药品认证检查机构。食药监总局认证中心在接到检查组提交的现场检查报告及相关资料后，提出审核意见，报送国家食品药品监督管理总局安全监管司。

（四）审批和发证

国家食品药品监督管理总局安全监管司审核后，符合药品 GMP 要求的，向申请企业发放《药品 GMP 证书》，药品监督管理部门应将审批结果予以公告。省级药品监督管理部门应将公告上传国家食品药品监督管理总局网站。不符合药品 GMP 要求的，认证检查不予通过，药品监督管理部门以《药品 GMP 认证审批意见》方式通知申请企业，责令企业限期整改，整改时限为 6 个月。

（五）《药品 GMP 证书》管理

《药品 GMP 证书》由国家食品药品监督管理总局统一印制，有效期为 5 年，药品生产企业应在有效期届满前 6 个月，重新申请药品 GMP 认证。新开办药品生产企业的《药品 GMP 证书》有效期为 1 年，有效期届满前 3 个月申请复查，复查合格后，颁发有效期为 5 年的《药品 GMP 证书》。

三、GMP 认证的监督管理

药品生产的监督管理由各级食品药品监督管理部门负责，旨在帮助药品生产企业按照 GMP 要求，不断完善内部管理，最大限度保证产品质量，保证人民用药安全，同时降低企业的市场风险。监督管理的形式主要有：跟踪检查、飞行检查、专项检查等。

国家食品药品监督管理总局药品认证检查机构负责组织或委托省级药品监督管理部门药品认证检查机构对注射剂、放射性药品、生物制品等进行跟踪检查。省级食品药品监督管理局对本行政区域内取得《药品 GMP 证书》的企业进行跟踪检查。跟踪检查每年一次，跟踪检查情况应及时报国家食品药品监督管理总局。

药品生产企业如果未按照规定实施《药品生产质量管理规范》，药品监督管理部门将给予警告，责令其限期整改；逾期不改正的，责令停产、停业整顿，并处 5000 元以上 2 万元以下的罚款；情节严重的，将吊销或缴销《药品生产许可证》，其相应的《药品 GMP 证书》由原发证机关收回。

 案例

广东收回多家企业《药品 GMP 证书》

2011 年底至 2012 年上半年，广东省食品药品监督管理局先后分三批收回 15 家企业《药品 GMP 证书》，其中 13 家为中药饮片生产企业。

自 2007 年底监管部门对中药饮片生产企业实行药品 GMP 认证以来，中药饮片生产行为逐步规范，中药饮片质量水平大幅提高，但中药饮片生产环节还存在一些不规范的问题，一些生产企业存在不按《药品生产质量管理规范》要求生产，未按照规定检验，甚至存在外购散装饮片贴牌销售等行为。这些企业严重违反《药品生产质量管理规范》规定，广东省食品药品监督管理局依据《药品生产质量管理规范认证管理办法》的规定，决定收回其《药品 GMP 证书》，并予以公布。

问题：

1. 如何发现药品生产企业的违规行为？
2. 如何进行药品 GMP 认证的监督管理？

目标检测

一、单项选择题

1.《药品生产许可证》是由（　　）批准并颁发的
   A. 国家食品药品监督管理总局　　B. 省级食品药品监督管理局
   C. 市级食品药品监督管理局　　　D. 省卫生厅
   E. 卫生计生委
2.《药品生产许可证》的有效期是（　　）
   A. 1 年　　　　　　　　　　　　B. 2 年
   C. 3 年　　　　　　　　　　　　D. 4 年
   E. 5 年
3.《药品委托生产批件》的有效期是（　　）
   A. 1 年　　　　　　　　　　　　B. 2 年
   C. 3 年　　　　　　　　　　　　D. 4 年
   E. 5 年
4. 根据《药品管理法》，生产药品所需的原料、辅料必须符合（　　）
   A. 食用标准　　　　　　　　　　B. 工业标准
   C. 药用标准　　　　　　　　　　D. 化学标准
   E. 卫生要求
5. 若国家药品标准没有规定的，中药饮片的炮制必须按照（　　）炮制
   A. 行业药品标准规范
   B. 国家中医药管理局规定的炮制规范
   C. 地方药品标准炮制规范
   D. 市级以上药品监督管理部门规定的炮制规范
   E. 省级药品监督管理部门规定的炮制规范
6. 关于药品的委托生产，下列说法正确的是（　　）
   A. 委托双方协商一致，就可进行委托生产
   B. 在保证产品质量检验合格的前提下，受托方可自主改变药品生产工艺

C. 所有药品均可委托生产

D. 经药品监督管理部门批准，方可接受委托生产

E. 受托方负责受委托生产药品的质量和销售

7. 英文缩写 GMP 的中文含义是（　　）

    A.《药品经营质量管理规范》

    B.《药品生产质量管理规范》

    C.《药物非临床研究质量管理规范》

    D.《药物临床研究质量管理规范》

    E.《中药材生产质量管理规范》

8. 我国新版 GMP（2010 年修订版）实施日期是（　　）

    A. 1998 年 10 月 1 日　　　　　　B. 2000 年 1 月 1 日

    C. 2010 年 10 月 1 日　　　　　　D. 2011 年 3 月 1 日

    E. 2011 年 10 月 1 日

9. 直接接触药品的生产人员上岗前应当接受健康检查，以后（　　）至少进行 1 次健康检查

    A. 每年　　　　　　　　　　　　B. 每两年

    C. 每半年　　　　　　　　　　　D. 三个月

    E. 三年

10. 洁净区与非洁净区之间、不同级别洁净区之间的压差应当不低于（　　）

    A. 5Pa　　　　　　　　　　　　B. 10Pa

    C. 15Pa　　　　　　　　　　　　D. 20Pa

    E. 25Pa

11. 注射用水的储存应采用（　　）

    A. 4℃以上保温　　　　　　　　B. 80℃以上保温循环

    C. 70℃以上保温循环　　　　　　D. 40℃以下保温

    E. 70℃以下保温循环

12. 新开办药品生产企业的《药品 GMP 证书》的有效期是（　　）

    A. 1 年　　　　　　　　　　　　B. 2 年

    C. 3 年　　　　　　　　　　　　D. 4 年

    E. 5 年

13. GMP 规定，药品批生产记录应（　　）

    A. 按批准文号归档，保存至药品有效期后 1 年

    B. 按批号归档，保存至药品有效期后 1 年

    C. 按批准文号归档，保存至药品有效期后 3 年

    D. 按药品剂型归档，保存至药品有效期后 3 年

    E. 按生产批次归档，保存至药品有效期后 3 年

二、多项选择题

1. 药品生产的特点包括 （　　）
    A. 专业性强　　　　　　　　B. 先进的生产技术
    C. 严格的生产条件　　　　　D. 复杂的生产环节
    E. 法制化的监督管理

2. 开办药品生产企业必须具备的条件包括 （　　）
    A. 具有经过资格认证的或相应的技术人员
    B. 具有与其药品生产相适应的厂房、设施和卫生环境
    C. 具有保证药品质量的规章制度
    D. 具有对所生产药品进行质量管理和质量检验的机构、人员及必要的仪器设备
    E. "两证一照"

3. 开办药品生产企业必须取得"两证一照"，"两证一照"是指 （　　）
    A. 药品生产许可证　　　　　B. 卫生许可证
    C. 药品经营许可证　　　　　D. GMP 认证证书
    E. 工商营业执照

4. 属于《药品生产许可证》许可事项变更的是 （　　）
    A. 企业负责人　　　　　　　B. 生产范围
    C. 生产地址　　　　　　　　D. 企业名称
    E. 注册地址

5. 不得进行药品委托生产的品种包括 （　　）
    A. 血液制品　　　　　　　　B. 注射剂
    C. 疫苗制品　　　　　　　　D. 国家食品药品监督管理总局规定的其他药品
    E. 上述所有

6. 需要申请进行 GMP 认证的情形有 （　　）
    A. 接受委托生产时　　　　　B. 新增生产品种
    C. 新开办的药品生产企业　　D. 新建药品生产车间
    E. 新增生产剂型

7. 新版 GMP 中关于药品生产管理负责人资质的要求是 （　　）
    A. 具有至少 3 年实践经验
    B. 具有至少 1 年的药品生产管理经验
    C. 具有至少 5 年实践经验
    D. 接受过与所生产产品相关的专业知识培训
    E. 必须具有药学或相关专业本科学历和执业药师资格

8. 国家食品药品监督管理总局负责 GMP 认证的品种包括 （　　）
    A. 注射剂　　　　　　　　　B. 固体制剂
    C. 生物制品　　　　　　　　D. 放射性药品

E. 以上都是

三、简答题

1. 开办药品生产企业的审批程序是什么？
2. 什么是 GMP，实施 GMP 的目的是什么？药品 GMP 的主要内容是什么？
3. 药品 GMP 的认证程序是什么？

第六章 药品经营管理

■ 知识要点

1. 药品经营企业的类型与开办条件。
2. 《药品经营许可证》的申领、变更与换发。
3. GSP 的主要内容及认证的程序。
4. 互联网药品交易服务的概念、类型、审批程序。

第一节 药品经营与药品经营企业

一、药品经营

药品经营是指专门从事药品经营活动的独立的经济部门，将药品生产企业生产出来的药品通过采购、销售、调拨、运输及储存等一系列环节及经营活动，供给医疗机构及消费者使用的过程。完成药品从生产领域向消费领域的转移，也就是说药品在流通环节的整个过程都是药品经营的过程。

二、药品经营企业

药品经营企业是指经营药品的专营企业或者兼营企业。它包括药品批发企业和药品零售企业。

（一）药品批发企业

药品批发企业是指将购进的药品销售给药品生产企业、药品经营企业、医疗机构的药品经营企业。药品批发企业在沟通药品生产与销售的过程中发挥了重要作用，绝大部分的药品是通过批发企业转售给医疗机构药房及社会药房。

（二）药品零售企业

药品零售企业是指将购进的药品直接销售给消费者的药品经营企业。药品零售企业分为零售连锁经营企业和独立的零售企业。

1. **药品零售连锁经营企业**　是指经营同类药品，使用同一商号的若干门店，在同一总部的管理下，采取统一配送、统一质量标准、采购同销售分离、实行规模化管理的组织形式。药品零售连锁药店是由总部、配送中心和若干门店构成。药品零售连锁企业总店和各个分店必须依法分别取得《药品经营许可证》。

2. **独立的零售药店**　是指依法取得《药品经营许可证》的经营药品零售业务的药品经营企业，又称零售单体药店。

为了区别于医疗机构药房，我们又把药品零售企业统称为社会药房。社会药房与药房最本质的区别是前者为具有独立法人资格的药品经营企业，是一种经济组织；而后者是医疗机构的组成部分，不具备法人资格。

第二节　药品经营管理

为加强药品经营许可工作的监督管理，根据《药品管理法》《药品管理法实施条例》的有关规定，国家食品药品监督管理局局务会于2004年1月2日审议通过了《药品经营许可证管理办法》，自2004年4月1日起施行。其主要内容如下。

一、开办药品批发企业与药品零售企业的条件

（一）开办药品批发企业的条件

开办药品批发企业的主要条件包括：

1. 具有保证所经营药品质量的规章制度。

2. 企业、企业法定代表人或企业负责人、质量管理负责人应无因违反《药品管理法》被药监部门禁止从事药品经营行业的情形。

3. 具有与经营规模相适应的一定数量的执业药师。质量管理负责人具有大学专科以上学历，且必须是执业药师。

4. 具有能够保证药品储存质量要求的、与其经营品种和规模相适应的常温库、阴凉库、冷库。仓库中具有适合药品储存的专用货架和实现药品入库、传送、分拣、上架、出库现代物流系统的装置和设备。

5. 具有独立的计算机管理信息系统，能覆盖企业内药品的购进、储存、销售以及经营和质量控制的全过程；能全面记录企业经营管理及实施《药品经营质量管理规范》方面的信息；符合《药品经营质量管理规范》对药品经营各环节的要求，并具有可以实现接受当地药品监管部门监管的条件。

6. 具有符合《药品经营质量管理规范》对药品经营各环节及软件、硬件的要求。

（二）开办药品零售企业的条件

开办药品零售企业应符合当地常住人口数量、地域、交通状况和实际需要的要求，符合方便群众购药的原则，并符合以下设置规定：

1. 具有保证所经营药品质量的规章制度。

2. 具有依法经过资格认定的药学技术人员 经营处方药、甲类非处方药的药品零售企业，必须配有执业药师或者其他依法经过资格认定的药学技术人员。质量负责人应有 1 年以上（含 1 年）药品经营质量管理工作经验；经营乙类非处方药的药品零售企业，以及农村乡镇以下地区设立药品零售企业的，按照《药品管理法实施条例》的规定配备业务人员，有条件的应当配备执业药师。

3. 企业、企业法定代表人、企业负责人、质量负责人无因违反《药品管理法》被药监部门禁止从事药品经营行业的情形。

4. 具有与所经营药品相适应的营业场所、设备、仓储设施以及卫生环境。在超市等其他商业企业内设立零售药店的，必须具有独立的区域。

5. 具有能够配备满足当地消费者所需药品的能力，并能保证 24 小时供应。

知识链接

零售药店营业场所面积要求

营业场所面积：市区不低于 $100m^2$，仓库面积不低于 $40m^2$；县城区域不低于 $80m^2$，仓库面积不低于 $30m^2$；乡镇所在地不低于 $40m^2$，仓库面积不低于 $20m^2$。并配有相应的防霉、防潮、防虫和降温设施及冷藏设备。经营非处方药及在乡镇以下农村设立的零售门店营业场所面积不低于 $20m^2$。

二、申办《药品经营许可证》的程序

（一）药品批发企业申办《药品经营许可证》的程序

1. 申请筹建 申办人向拟办企业所在地的省、自治区、直辖市食品药品监督管理局提出筹建申请，并提交相关材料。

2. 审查 省级食品药品监督管理局自受理申请之日起 30 个工作日内，依法对申报材料进行审查，作出是否同意筹建的决定，并书面通知申办人。

3. 验收 申办人完成筹建后，向受理申请的省级食品药品监督管理局提出验收申请，并提交相关材料。

4. 发证 受理申请的省级食品药品监督管理局在收到验收申请之日起 30 个工作日内，依据开办药品批发企业验收实施标准组织验收，作出是否发给《药品经营许可证》的决定。

（二）药品零售企业申办《药品经营许可证》的程序

1. 申请筹建 申办人向拟办企业所在地设区的市级食品药品监督管理局提出筹建申请，并提交以下材料：①拟办企业法定代表人、企业负责人、质量负责人的学历、执业资格或职称证明原件、复印件及个人简历及专业技术人员资格证书、聘书。②拟经营药品的范围。③拟设营业场所、仓储设施、设备情况。

2. 受理申请 市级食品药品监督管理局对申办人提交的材料进行形式审查,对申请材料齐全、符合形式审查要求的,给予受理,发给申办人《受理通知书》。

3. 审查资料 市级食品药品监督管理局自受理申请之日起 30 个工作日内,依法对申报材料进行审查,作出是否同意筹建的决定,并书面通知申办人。

4. 验收 申办人完成筹建后,向受理申请的市级食品药品监督管理局提出验收申请,并提交以下材料:①药品经营许可证申请表;②工商行政管理部门出具的拟办企业核准证明文件;③营业场所、仓库平面布置图及房屋产权或使用权证明;④依法经过资格认定的药学专业技术人员资格证书及聘书;⑤拟办企业质量管理文件及主要设施、设备目录。

5. 发证 受理申请的市级食品药品监督管理局在收到验收申请之日起 15 个工作日内,依据开办药品零售企业验收实施标准组织验收,符合标准的,发给《药品经营许可证》。

三、《药品经营许可证》的变更与换发

(一)《药品经营许可证》的变更

《药品经营许可证》变更事项分为许可事项变更和登记事项变更。

1. 许可事项变更 是指经营方式、经营范围、注册地址、仓库地址(包括增减仓库)、企业法定代表人或负责人以及质量负责人的变更。药品经营企业变更《药品经营许可证》许可事项的,应当在原许可事项发生变更 30 日前,向原发证机关申请《药品经营许可证》变更登记。由原发证部门验收合格后,方可办理变更手续。许可事项变更后,应向工商行政管理部门办理企业注册登记的有关变更手续。

2. 登记事项变更 是指许可事项以外的其他事项的变更。药品经营企业变更《药品经营许可证》登记事项的,应在工商行政管理部门核准变更后 30 日内,向原发证机关申请《药品经营许可证》变更登记。登记事项变更后,由原发证机关在《药品经营许可证》副本上记录变更的内容和时间,并按变更后的内容重新核发《药品经营许可证》正本,收回原《药品经营许可证》正本。变更后的《药品经营许可证》有效期不变。

(二)《药品经营许可证》的换发

《药品经营许可证》的有效期为 5 年。有效期届满,需要继续经营药品的,持证企业应在有效期届满前 6 个月内,向原发证机关申请换发《药品经营许可证》。原发证机关按本办法规定的申办条件进行审查,符合条件的,收回原证,换发新证。不符合条件的,可限期 3 个月进行整改,整改后仍不符合条件的,注销原《药品经营许可证》。

无证经营销售药品案

  2012 年 12 月，某州药监局检查人员在日常检查中发现一家已注销了《药品经营企业许可证》的药店又在经营药品，检查人员遂将现场的所有药品进行了扣押。原来这家药店的原企业负责人在今年 8 月份就到宁波市食品药品监督管理局注销了许可证。此后曾做过药店营业员的当事人周某想在原址上重开一家药店，并且也正在积极地做药店注册的前期工作。但在领证之前，周某为了早点挣钱，竟然在无《药品经营企业许可证》的情况下营业，被查处后的周某对自己的行为追悔不已。

  问题：

  1. 检查人员执法的依据是什么？

  2. 开办药品零售药店的程序。

第三节　药品经营质量管理规范（GSP）

一、GSP 概述

（一）GSP 的概念

  GSP 是英文 Good Supply Practice 的缩写，即《药品经营质量管理规范》的简称。GSP 是指在药品经营全过程中针对计划采购、验收检验、储存养护、出库运输、销售及售后服务等环节而制定的保证药品符合质量标准的一系列管理原则和要求。其核心是通过严格的管理程序和制度，对药品经营全过程进行质量监控，保证向用户提供优质的药品和优质的服务。

  2000 年 4 月国家药品监督管理局颁布了《药品经营质量管理规范（GSP）》，并于 2000 年 7 月 1 日起实施。同年 11 月颁布了《药品经营质量管理规范实施细则》。2012 年 11 月卫生部部务会审议通过了现行版的《药品经营质量管理规范》（GSP），自 2013 年 6 月 1 日起施行。国家食品药品监督管理总局为现行版 GSP 实施设置了 3 年过渡期，到 2016 年规定期限后，对仍不能达到现行版 GSP 要求的企业，将依据《药品管理法》的有关规定停止其药品经营活动。

（二）实施 GSP 的目的与意义

  1. 实施 GSP 是贯彻执行国家有关法律法规的需要　GSP 作为我国药品经营质量管理工作基本准则，收录了现行质量管理法规中对药品经营企业的要求内容，实施 GSP 将会更好地促进药品经营企业做到依法经营和依法管理，以保证经销药品质量，保护消费者的合法权益和人民用药安全有效。

2. 实施 GSP 是药品经营企业参与市场竞争的需要 GSP 作为药品经营企业质量工作的基础规范,对药品经营质量管理及质量保证措施作了具体统一的规定,为药品经营企业提供了平等竞争的条件,促使企业按期达到 GSP 的规定,对于不能按期达 GSP 认证的企业将会予以取缔。

3. 实施 GSP 是应对入世挑战的需要 实施 GSP,努力实现我国医药企业质量管理与质量保证标准国际化,就能早日使我国药品步入世界市场,促进国际医药交流,提高企业的经济效益,使药品经营企业得到长足的发展。

4. 实施 GSP 是提高药品经营企业质量管理水平的需要 GSP 作为一个思想体系最重要的一条是"质量第一",这就要求企业进行任何经营活动都必须以质量为首要问题,确保药品质量。同时,实施 GSP 也将有利于企业的发展,促进企业经营思想和经营组织结构的变化,促进企业运用先进的科学技术保证药品的安全可靠。

5. GSP 是整顿和规范我国医药市场混乱局面的需要 实施 GSP 是为了进一步加快我国医药产业结构的调整,做大、做强一批药品经营企业,提高医药行业市场准入的门槛,提高企业的集约化、规模水平和综合竞争力,以适应我国加入 WTO 之后的形势发展要求而作出的重大决策,也是我国药品流通领域改革的必由之路。

二、GSP 的主要内容

现行版的《药品经营质量管理规范》共 4 章,187 条。其主要内容如下。

(一) 药品批发的质量管理

1. 质量管理体系 企业应当依据有关法律法规及 GSP 的要求建立质量管理体系,确定质量方针,制定质量管理体系文件,开展质量策划、质量控制、质量保证、质量改进和质量风险管理等活动。企业质量管理体系应当与其经营范围和规模相适应,包括组织机构、人员、设施设备、质量管理体系文件及相应的计算机系统等。企业应当全员参与质量管理。

2. 组织机构与质量管理职责 企业应当设立与其经营活动和质量管理相适应的组织机构或者岗位,明确规定其职责、权限及相互关系。企业负责人是药品质量的主要责任人。企业质量负责人应当由高层管理人员担任,全面负责药品质量管理工作,独立履行职责,在企业内部对药品质量管理具有裁决权。

3. 人员与培训

(1) 企业负责人 应当具有大学专科以上学历或者中级以上专业技术职称,经过基本的药学专业知识培训,熟悉有关药品管理的法律法规及 GSP。

(2) 企业质量负责人 应当具有大学本科以上学历、执业药师资格和 3 年以上药品经营质量管理工作经历,在质量管理工作中具备正确判断和保障实施的能力。

(3) 企业质量管理部门负责人 应当具有执业药师资格和 3 年以上药品经营质量管理工作经历,能独立解决经营过程中的质量问题。

(4) 其他人员 企业应当配备符合资格要求的质量管理、验收、养护及采购等岗位人员，并应当对各岗位人员进行与其职责和工作内容相关的岗前培训和继续培训，以符合 GSP 要求。

4. 质量管理体系文件 企业制定质量管理体系文件应当符合企业实际。文件包括质量管理制度、部门及岗位职责、操作规程、档案、报告、记录和凭证等。文件的起草、修订、审核、批准、分发、保管以及修改、撤销、替换、销毁等应当按照文件管理操作规程进行，并保存相关记录。记录及凭证应当至少保存 5 年。企业应当定期审核、修订文件，使用的文件应当为现行有效的文本。

5. 设施与设备 企业应当具有与其药品经营范围、经营规模相适应的经营场所和库房。库房的选址、设计、布局、建造、改造和维护应当符合药品储存的要求，防止药品的污染、交叉污染、混淆和差错。药品储存作业区、辅助作业区应当与办公区和生活区分开一定距离或者有隔离措施。库房的规模及条件应当满足药品的合理、安全储存。

6. 校准与验证 企业应当按照国家有关规定，对计量器具、温湿度监测设备等定期进行校准或者检定。企业应当根据相关验证管理制度，形成验证控制文件。验证应当按照预先确定和批准的方案实施，验证报告应当经过审核和批准，验证文件应当存档。企业应当根据验证确定的参数及条件，正确、合理使用相关设施设备。

7. 计算机系统 企业应当建立能够符合经营全过程管理及质量控制要求的计算机系统，实现药品质量可追溯，并满足药品电子监管的实施条件。各类数据的录入、修改、保存等操作应当符合授权范围、操作规程和管理制度的要求，保证数据原始、真实、准确、安全和可追溯。

8. 采购 药品采购应当符合以下要求：确定供货单位的合法资格；确定所购入药品的合法性；核实供货单位销售人员的合法资格；与供货单位签订质量保证协议。采购中涉及的首营企业、首营品种，采购部门应当填写相关申请表格，经过质量管理部门和企业质量负责人的审核批准。必要时应当组织实地考察，对供货单位质量管理体系进行评价。企业应当核实、留存供货单位销售人员的资质资料。采购药品时，企业应当向供货单位索取发票。

9. 收货与验收 企业应当按照规定的程序和要求对到货药品逐批进行收货、验收，防止不合格药品入库。

（1）收货 药品到货时，收货人员应当核实运输方式是否符合要求，并对照随货同行单（票）和采购记录核对药品，做到票、账、货相符。收货人员对符合收货要求的药品，应当按品种特性要求放于相应待验区域，或者设置状态标志，通知验收。冷藏、冷冻药品应当在冷库内待验。

（2）验收 验收药品应当按照药品批号查验同批号的检验报告书。企业应当按照验收规定，对每次到货药品进行逐批抽样验收，抽取的样品应当具有代表性。验收药品应当做好验收记录。对实施电子监管的药品，企业应当按规定进行药品电子监管码扫码，并及时将数据上传至中国药品电子监管网系统平台。

10. 储存与养护

（1）储存 企业应当根据药品的质量特性对药品进行合理储存。①温湿度要求：

按包装标示的温度要求储存药品；包装上没有标示具体温度的，按照《中华人民共和国药典》规定的贮藏要求进行储存；储存药品相对湿度为35%～75%。②按质量状态实行色标管理：合格药品为绿色；不合格药品为红色；待确定药品为黄色。③药品按批号堆码，不同批号的药品不得混垛，垛间距不小于5cm，与库房内墙、顶、温度调控设备及管道等设施间距不小于30cm，与地面间距不小于10cm。④药品分类储存：药品与非药品分开存放；外用药与其他药品分开存放；中药材与中药饮片分库存放；拆除外包装的零货药品集中存放。

（2）养护 养护人员应当根据库房条件、外部环境、药品质量特性等对药品进行养护。企业应当采用计算机系统对库存药品的有效期进行自动跟踪和控制，采取近效期预警及超过有效期自动锁定等措施，防止过期药品销售。

11. 销售 企业应当将药品销售给合法的购货单位，并对购货单位的证明文件、采购人员及提货人员的身份证明进行核实，保证药品销售流向真实、合法。企业应当严格审核购货单位的生产范围、经营范围或者诊疗范围，并按照相应的范围销售药品。企业销售药品，应当如实开具发票，做到票、账、货、款一致。企业应当做好药品销售记录。

12. 出库 出库时应当对照销售记录进行复核并建立记录。药品拼箱发货的代用包装箱应当有醒目的拼箱标志。药品出库时，应当附加盖企业药品出库专用章原印章的随货同行单（票）。对实施电子监管的药品，应当在出库时进行扫码和数据上传。

13. 运输与配送 企业应当按照质量管理制度的要求，严格执行运输操作规程，并采取有效措施保证运输过程中的药品质量与安全。运输药品，应当根据药品的包装、质量特性并针对车况、道路、天气等因素，选用适宜的运输工具，采取相应措施防止出现破损、污染等问题。发运药品时，应当检查运输工具，发现运输条件不符合规定的，不得发运。运输药品过程中，运载工具应当保持密闭。

14. 售后管理 企业应当加强对退货的管理，保证退货环节药品的质量和安全，防止混入假冒药品。企业应当按照质量管理制度的要求，制定投诉管理操作规程。企业应当配备专职或者兼职人员负责售后投诉管理。企业应当及时将投诉及处理结果等信息记入档案，以便查询和跟踪。企业发现已售出药品有严重质量问题，应当立即通知购货单位停售、追回并做好记录，同时向药品监督管理部门报告。

（二）药品零售的质量管理

1. 质量管理与职责 企业应当按照有关法律法规及GSP的要求制定质量管理文件，开展质量管理活动，确保药品质量。企业应当具有与其经营范围和规模相适应的经营条件，包括组织机构、人员、设施设备、质量管理文件，并按照规定设置计算机系统。企业负责人是药品质量的主要责任人。企业应当设置质量管理部门或者配备质量管理人员，履行好职责。

2. 人员管理 企业法定代表人或者企业负责人应当具备执业药师资格。企业应当按照国家有关规定配备执业药师，负责处方审核，指导合理用药。质量管理、验收、采购人员应当具有药学或者医学、生物、化学等相关专业学历或者具有药学专业技术职称。从事中药饮片质量管理、验收、采购人员应当具有中药学中专以上学历或者具有中药学专业初级以上专业技术职称。营业员应当具有高中以上文化程度或者符合省级药品监督管理部门规定的条件。中药饮片调剂人员应当具有中药学中专以上学历或者具备中药调剂员资格。企业各岗位人员应当接受相关法律法规及药品专业知识与技能的岗前培训和继续培训，以符合本规范要求。

3. 文件 企业应当按照有关法律法规及 GSP 规定，制定符合企业实际的质量管理文件。文件包括质量管理制度、岗位职责、操作规程、档案、记录和凭证等，并对质量管理文件定期审核、及时修订。企业应当采取措施确保各岗位人员正确理解质量管理文件的内容，保证质量管理文件有效执行。

4. 设施与设备 企业的营业场所应当与其药品经营范围、经营规模相适应，并与药品储存、办公、生活辅助及其他区域分开。营业场所应当有必要的营业设备。企业应当建立能够符合经营和质量管理要求的计算机系统，并满足药品电子监管的实施条件。企业设置库房的，应当做到库房内墙、顶光洁，地面平整，门窗结构严密；有可靠的安全防护、防盗等措施。仓库应当配备必要的设施设备。经营特殊管理的药品应当有符合国家规定的储存设施。储存中药饮片应当设立专用库房。

5. 采购与验收 企业采购药品，应当符合相关规定。药品到货时，收货人员应当按采购记录，对照供货单位的随货同行单（票）核实药品实物，做到票、账、货相符。企业应当按规定的程序和要求对到货药品逐批进行验收，并做好验收记录。验收抽取的样品应当具有代表性。验收合格的药品应当及时入库或者上架，实施电子监管的药品，还应当规定进行扫码和数据上传。

6. 陈列与储存 企业应当对营业场所温度进行监测和调控，以使营业场所的温度符合常温要求。

（1）**分类陈列** 按剂型、用途以及储存要求分类陈列，并设置醒目标志，类别标签字迹清晰、放置准确；药品放置于货架（柜），摆放整齐有序，避免阳光直射。

（2）**分区陈列** 处方药、非处方药分区陈列，并有处方药、非处方药专用标识；处方药不得采用开架自选的方式陈列和销售；外用药与其他药品分开摆放；拆零销售的药品集中存放于拆零专柜或者专区；经营非药品应当设置专区，与药品区域隔离，并有醒目标志。

（3）**特殊管理药品** 第二类精神药品、毒性中药品种和罂粟壳不得陈列。

（4）**冷藏药品** 冷藏药品放置在冷藏设备中，按规定对温度进行监测和记录，并保证存放温度符合要求。

（5）**中药饮片** 中药饮片柜斗谱的书写应当正名正字；装斗前应当复核，防止错斗、串斗；应当定期清斗，防止饮片生虫、发霉、变质；不同批号的饮片装斗前应当清斗并记录。

企业应当定期对陈列、存放的药品进行检查，重点检查拆零药品和易变质、近效期、摆放时间较长的药品以及中药饮片。发现有质量疑问的药品应当及时撤柜，停止销售，由质量管理人员确认和处理，并保留相关记录。

7. **销售管理**　企业应当在营业场所的显著位置悬挂《药品经营许可证》、营业执照、执业药师注册证等。营业人员应当佩戴有照片、姓名、岗位等内容的工作牌，执业药师和药学技术人员的工作牌还应当标明执业资格或者药学专业技术职称。在岗执业的执业药师应当挂牌明示。按有关规定调配处方。销售近效期药品应告知顾客药品的有效期。销售中药饮片要计量准确，并告知煎服方法和注意事项。

8. **售后管理**　除药品质量原因外，药品一经售出，不得退换。企业应当在营业场所公布药品监督管理部门的监督电话，设置顾客意见簿，及时处理顾客对药品质量的投诉。企业应当按照国家有关药品不良反应报告制度的规定，收集、报告药品不良反应信息。企业发现已售出药品有严重质量问题，应当及时采取措施追回药品并做好记录，同时向药品监督管理部门报告。

第四节　GSP 认证管理

2003 年 4 月 24 日，国家食品药品监督管理局发布《药品经营质量管理规范认证管理办法》，自发布之日起施行。办法对 GSP 的组织与实施、认证机构、认证检查员、申请与受理、现场检查、审批与发证等方面做出了具体规定。

一、GSP 认证的组织机构

（一）国家食品药品监督管理总局

CFDA 负责全国 GSP 认证工作的统一领导和监督管理。总局食品药品审核查验中心对有关取得 GSP 认证证书的单位实施跟踪检查和监督抽查；负责对省级食品药品监督管理局药品 GSP 认证机构的技术指导；承担对药品 GSP 认证检查员的培训、考核和聘任的具体工作。

（二）省、自治区、直辖市食品药品监督管理局

负责组织实施本地区药品经营企业的 GSP 认证；按规定建立 GSP 认证检查员库，并制定适应本地区认证管理需要的规章制度和工作程序；在本地区设置 GSP 认证机构，承担 GSP 认证的实施工作。

（三）GSP 认证机构

GSP 认证机构应具备以下条件：

1. 机构主要负责人有大专以上学历或中级以上专业技术职称。

2. 至少有 3 名具有药品质量管理工作 2 年以上经历，并具有药学或医学、化学、生物等相关专业技术职称的人员从事认证审查工作。

3. 建立了适应机构管理需要的制度和工作程序。

4. 具有相应的办公场所和设施。

二、GSP 认证检查员

1. GSP 认证检查员的概念 是在 GSP 认证工作中专职或兼职从事认证现场检查的人员。

2. GSP 认证检查员的任职条件 具有大专以上学历或中级以上专业技术职称，并从事 5 年以上药品监督管理工作或者药品经营质量管理工作。

3. GSP 认证检查员的选聘 省、自治区、直辖市食品药品监督管理局负责选派本地区符合条件的人员，参加由国家食品药品监督管理总局组织的培训和考试。考试合格的可列入本地区认证检查员库。

4. GSP 认证检查员的继续教育 国家食品药品监督管理总局根据认证工作的要求，对 GSP 认证检查员进行继续教育。省、自治区、直辖市食品药品监督管理局对列入本地区认证检查员库的检查员进行管理，建立检查员个人档案和定期进行考评。

5. GSP 认证检查员的工作要求及违规处理 GSP 认证检查员在认证检查中应严格遵守国家法律和 GSP 认证工作的规章制度，公正、廉洁地从事认证检查的各项活动。如违反以上规定，省、自治区、直辖市食品药品监督管理局应将其撤出认证检查员库，违规情节严重的，不得再次列入认证检查员库。

三、GSP 认证的程序

1. 认证申请 申请 GSP 认证的药品经营企业填报《药品经营质量管理规范认证申请书》，并报送有关资料。药品经营企业将认证申请书及资料报所在地设区的市级药品监督管理机构进行初审。

2. 认证的受理与审查 初审合格的，市级药品监督管理机构将其认证申请书和资料移送省、自治区、直辖市药品监督管理部门审查。对同意受理的认证申请，省、自治区、直辖市药品监督管理部门应在通知初审部门和企业的同时，将认证申请书及资料转送本地区设置的认证机构。

3. 现场检查 GSP 认证机构从认证检查员库随机抽取 3 名 GSP 认证检查员组成现场检查组。现场检查时，有关药品监督管理部门可选派 1 名观察员协助工作。现场检查结束后，检查组应作出检查结论，并将检查报告提交认证机构。

知识链接

《药品经营质量管理规范现场检查指导原则》

为强化药品流通监督管理，指导《药品经营质量管理规范》现场检查工作，国家食品药品监督管理总局于 2014 年 2 月 25 日发布了《药品经营质量管理规范现场检查指导原则》（以下简称《指导原则》），原《GSP 认证现场检查评定标准》和原《GSP 认证现场检查项目》废止。各省级食品药品监督管理部门应当依据本《指导原则》，制定本行政区域药品 GSP 检查评定标准和检查管理规定。《指导原则》制定了 GSP 的检查项目、检查内容及合格结果的判定。

本指导原则规定：批发企业检查项目共 258 项，其中严重缺陷项目 6 项，主要缺陷项目 107 项，一般缺陷项目 145 项；零售企业检查项目共 180 项，其中严重缺陷项目 4 项，主要缺陷项 58 项，一般缺陷项 118 项；药品零售连锁企业总部及配送中心按照药品批发企业检查项目检查，药品零售连锁企业门店按照药品零售企业检查项目检查。《指导原则》附有 GSP 现场检查结果判定标准。

4. 审批与发证 省、自治区、直辖市药品监督管理部门对认证机构的审核意见进行审查，作出认证是否合格或者限期整改的结论。被要求限期整改的企业，在 3 个月内提出复查申请。通过认证现场检查的企业，省、自治区、直辖市药品监督管理部门在进行审查前通过媒体（其中药品批发企业应通过国家食品药品监督管理总局政府网站）向社会公示。

对认证合格的企业，省、自治区、直辖市药品监督管理部门向企业颁发《GSP 认证证书》；对认证不合格的企业，省、自治区、直辖市药品监督管理部门书面通知企业。企业可在通知下发之日 6 个月后，重新申请 GSP 认证。

对认证合格的企业，省、自治区、直辖市药品监督管理部门在本地区公布；对认证合格的药品批发企业，除在本地区公布外，还通过国家食品药品监督管理总局政府网站向全国公布。《GSP 认证证书》由国家食品药品监督管理总局统一印制。《GSP 认证证书》有效期 5 年，有效期满前 3 个月内，由企业提出重新认证的申请。

GSP 认证的基本程序，见图 6 - 1。

四、GSP 认证的监督管理

各级药品监督管理部门应对认证合格的药品经营企业进行监督检查，以确认认证合格企业是否仍然符合认证标准。监督检查包括跟踪检查、日常抽查和专项检查三种形式。跟踪检查按照认证现场检查的方法和程序进行，日常抽查和专项检查应将结果记录在案。

1. 跟踪检查 省、自治区、直辖市食品药品监督管理局应在企业认证合格后 24 个月内，组织对其认证的药品经营企业进行一次跟踪检查，检查企业质量管理的运行状况和认证检查中出现问题的整改情况。

2. 日常抽查 设区的市级药品监督管理局结合日常监督管理工作，定期对辖区内认证合格企业进行一定比例的抽查，检查企业是否能按照《药品经营质量管理规范》的规定从事药品经营活动。

3. 专项检查 认证合格的药品经营企业在认证证书有效期内，如果改变了经营规模和经营范围，或在经营场所、经营条件等方面以及零售连锁门店数量上发生了变化，省、自治区、直辖市药品监督管理部门应组织对其进行专项检查。

对监督检查中发现的不符合《药品经营质量管理规范》要求的认证合格企业，药

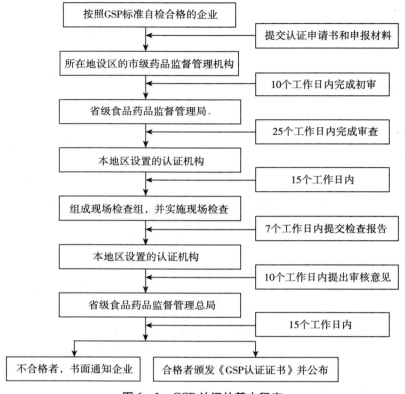

图 6 - 1 GSP 认证的基本程序

品监督管理部门应按照《药品管理法》的规定，给予警告，责令限期改正；逾期不改正的，责令停产、停业整顿，并处 5000 元以上 2 万元以下的罚款；情节严重的，吊销《药品经营许可证》。对其中严重违反或屡次违反《药品经营质量管理规范》规定的企业，其所在地省、自治区、直辖市药品监督管理局应依法撤销其《GSP 认证证书》，省、自治区、直辖市药品监督管理局应在本地区公布；对药品批发企业，除在本地区公布外，还应通过国家食品药品监督管理总局政府网站向全国公布。

第五节　《药品流通监督管理办法》的主要内容

1999 年 6 月 15 日，国家药品监督管理局发布了《药品流通监督管理办法（暂行）》，同年 8 月 1 日开始施行。通过近 8 年的执法实践，国家食品药品监督管理局对暂行本进行修改。于 2007 年 1 月 31 日正式颁布了《药品流通监督管理办法》，自 2007 年 5 月 1 日起施行。

一、药品生产、经营企业购销药品的监督管理

（一）药品生产、经营企业购销药品应履行的职责

1. 承担法律责任的相关规定　药品生产企业、经营企业对其药品购销行为负责并

承担法律责任。对其药品销售人员或设立的办事机构以本企业名义从事的药品购销行为承担法律责任。

2. 购销人员管理的有关规定　药品生产企业、经营企业对其购销人员应进行相关的法律、法规和专业知识培训，建立培训档案。加强药品销售人员的管理，并对其销售行为作出具体的规定。

3. 购销药品的有关规定

（1）药品生产企业、药品批发企业销售药品时，应当开具标明供货单位名称、药品名称、生产厂商、批号、数量、价格等内容的销售凭证；药品零售企业销售药品时，应当开具药品名称、生产厂商、批号、数量、价格等内容的销售凭证。采购药品时，应按规定索取、查验、留存供货企业有关证件、资料和销售凭证。

（2）药品零售企业应当按药品分类管理的要求，凭处方销售处方药。经营处方药和甲类非处方药的药品零售企业，执业药师或其他依法资格认定的药学技术人员不在岗时，应当挂牌告知，并停止销售处方药和甲类非处方药。

（3）药品说明书要求低温、冷藏储存的药品，药品生产、经营企业应当按照有关规定，使用低温、冷藏设施设备运输和储存。

（二）药品生产企业、批发企业销售药品时应提供的资料

1. 加盖本企业原印章的《药品生产许可证》或《药品经营许可证》和营业执照的复印件。

2. 加盖本企业原印章的所销售药品的批准证明文件复印件。

3. 销售进口药品的，按照国家有关规定提供相关证明文件。

药品生产企业、药品批发企业派出人员销售药品，除提供上述资料外，还应当提供加盖本企业印章的授权书复印件。授权书原件应当载明授权销售的品种、地域、期限，注明销售人员的身份证号码，并加盖本企业原印章和企业法定代表人印章（或者签名）。销售人员应出示授权书原件及本人身份证原件，供药品采购方核实。

（三）药品生产、经营企业购销药品时的禁止性规定

1. 不得在药品监督管理部门核准的地址以外的场所储存或者现货销售药品。

2. 只能销售本企业生产的药品，不得销售本企业受委托生产的或者他人生产的药品。

3. 不得以展示会、博览会、交易会、订货会、产品宣传会等方式现货销售药品。

4. 不得为他人以本企业的名义经营药品提供场所，或者资质证明文件，或者票据等便利条件。

5. 不得购进和销售医疗机构配制的制剂。

6. 不得以搭售、买药品赠药品、买商品赠药品等方式向公众赠送处方药或者甲类非处方药。

7. 不得采用邮寄、互联网交易等方式向公众销售处方药。

8. 禁止非法收购药品。

二、医疗机构购进、储存药品的监督管理

（一）医疗机构购进、储存药品应履行的职责

1. 应当具有与所使用药品相适应的场所、设备、仓储设施和卫生环境，配备相应的药学技术人员，并设立药品质量管理机构或配备质量管理人员，建立药品保管制度。

2. 购进药品时，应索取、查验、保存供货企业有关证件、资料和票据。购进药品，必须建立并执行进货检查验收制度，并建立真实完整的药品购进记录。药品购进记录必须保存至超过药品有效期1年，但不得少于3年。

3. 储存药品，应当制订和执行有关药品保管、养护的制度，并采取必要的措施，保证药品质量。应当将药品与非药品分开存放；中药材、中药饮片、化学药品、中成药应分别储存、分类存放。

（二）医疗机构购进、储存药品时禁止的行为规定

1. 医疗机构和计划生育技术服务机构不得未经诊疗直接向患者提供药品。
2. 医疗机构不得采用邮寄、互联网交易等方式直接向公众销售处方药。

医药公司非法经营药品案

2013年9月，北京警方在市食品药品监督管理局的配合下，一举端掉了一个以合法医药公司为核心、非法收售药品的犯罪网络。市公安局刑侦部门经缜密侦查，发现了一个以本市丰台区一家具备经营资质的医药公司为核心的特大犯罪网络。他们利用互联网等多种渠道低价回收药品，通过私改药品生产批号及电子监管码后重新加工、包装等方式对外销售，同时还为非法经营药品违法人员提供销售药品发票。

警方先后在北京丰台区、房山区及河北省保定市等地抓获涉案人员62人，捣毁产销窝点30余个，查扣拜糖平、养心胶囊、骨疏康颗粒等涉案药品共计1000余种，数量近1亿粒（片），并缴获激光打码机、喷墨打印机、烘干机、塑料薄膜等制假设备及原料，涉案金额3000余万元。

问题：该医药公司违反了《药品流通监督管理办法》中的哪些规定？

第六节 互联网药品交易服务的管理

为加强药品监督管理，规范互联网药品交易，根据《药品管理法》《药品管理法实施条例》及其他相关法律、法规，2005年9月29日国家食品药品监督管理局发布了《互联网药品交易服务审批暂行规定》，自2005年12月1日开始实施。

一、互联网药品交易服务的概念与类型

（一）互联网药品交易服务的概念

互联网药品交易服务是指通过互联网提供药品（包括医疗器械、直接接触药品的包装材料和容器）交易服务的电子商务活动。

（二）互联网药品交易服务的类型

1. 为药品生产企业、药品经营企业和医疗机构之间的互联网药品交易提供的服务。此种类型属于第三方交易服务平台，俗称 B to B to C，数量较少。是为网上药品交易提供第三方交易平台的技术支持与维护的网站，网站上交易的药品必须由入住网站的药品生产或经营企业提供且必须在网站上实名制公示，交易的主体必须是药品生产或经营企业。如麒麟医药网、海虹医药电子商务网等。

2. 药品生产企业、药品批发企业通过自身网站与本企业成员之外的其他企业进行的互联网药品交易服务。此种类型属于 B to B 交易模式，是药品生产或经营企业之间的网上药品交易，数量较多。如九州通网、康恩贝在线等。

3. 向个人消费者提供的互联网药品交易服务。此种类型属于 B to C 交易模式，是连锁药店与个人用户之间的网上交易，数量最多。如金象大药房网上商城、开心人药房网等。

二、互联网药品交易服务企业的审批程序

（一）互联网药品交易服务企业的审批部门

国家食品药品监督管理总局负责为药品生产企业、药品经营企业和医疗机构之间的互联网药品交易提供服务的企业的审批。

省、自治区、直辖市食品药品监督管理局负责本行政区域内通过自身网站与本企业成员之外的其他企业进行互联网药品交易的药品生产企业、药品批发企业以及向个人消费者提供互联网药品交易服务的企业的审批。

（二）互联网药品交易服务企业的审批程序

1. 为药品生产企业、药品经营企业和医疗机构之间提供互联网药品交易服务的企业（Ⅰ类）的审批程序，见图 6-2。

2. 通过自身网站与本企业成员之外的其他企业进行互联网药品交易服务的药品生产企业、药品批发企业（Ⅱ类）和向个人消费者提供互联网药品交易服务的企业（Ⅲ类）的审批程序，见图 6-3。

从事互联网药品交易服务的企业必须经过审查验收并取得互联网药品交易服务机构资格证书。互联网药品交易服务机构资格证书由国家食品药品监督管理总局统一印制，

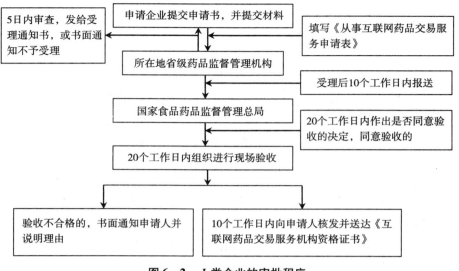

图 6-2 Ⅰ类企业的审批程序

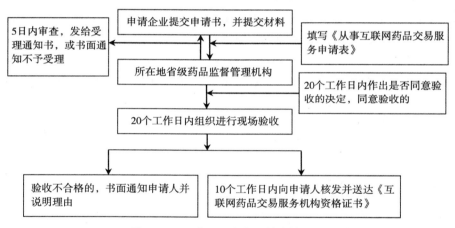

图 6-3 Ⅱ类、Ⅲ类企业的审批程序

有效期 5 年。资格证书有效期届满，需要继续提供互联网药品交易服务的，提供互联网药品交易服务的企业应当在有效期届满前 6 个月内，向原发证机关申请换发《互联网药品交易服务机构资格证书》。

三、互联网药品交易服务的监督管理

1. 在依法获得食品药品监督管理部门颁发的《互联网药品交易服务机构资格证书》后，申请人应当按照《互联网信息服务管理办法》的规定，依法取得相应的电信业务经营许可证，或者履行相应的备案手续。提供互联网药品交易服务的企业必须在其网站首页显著位置标明《互联网药品交易服务机构资格证书》号码。

2. 提供互联网药品交易服务的企业必须严格审核参与互联网药品交易的药品生产企业、药品经营企业、医疗机构从事药品交易的资格及其交易药品的合法性。对首次上

网交易的药品生产企业、药品经营企业、医疗机构以及药品，提供互联网药品交易服务的企业必须索取、审核交易各方的资格证明文件和药品批准证明文件并进行备案。

3. 通过自身网站与本企业成员之外的其他企业进行互联网药品交易的药品生产企业和药品批发企业只能交易本企业生产或者本企业经营的药品，不得利用自身网站提供其他互联网药品交易服务。向个人消费者提供互联网药品交易服务的企业只能在网上销售本企业经营的非处方药，不得向其他企业或者医疗机构销售药品。

4. 在互联网上进行药品交易的药品生产企业、药品经营企业和医疗机构必须通过经食品药品监督管理部门和电信业务主管部门审核同意的互联网药品交易服务企业进行交易。参与互联网药品交易的医疗机构只能购买药品，不得上网销售药品。

特大互联网销售假药案

2010 年 11 月 21 日，德国拜耳、英国阿斯利康、美国辉瑞等多家跨国药企在华厂家联名呈文中国公安部称，他们的部分药品在多个省份被假冒生产，并通过互联网非法流通销售。

接到公安部交办的"中国医药供求网销售假药"线索后，济南警方成立"11·30"专案组，迅速开展专案侦查，专案组先后辗转哈尔滨、广州、陕西等多地调查取证，3 个通过互联网进行假药销售的犯罪团伙也逐渐被锁定并浮出水面。

2011 年 4 月 26 日早晨 6 点，专案组兵分四路展开集中抓捕。查缴各类假药共计 249 种 152 箱（件）300 余万粒（片），查证销售假药案值高达 1400 余万元。

经审查，犯罪嫌疑人刘某伟、肖某燕等人涉嫌自杨某、许某杰处购进假药，再转手销往山东省内青岛、德州、枣庄等 8 个城市和全国 25 个省、市、自治区。此间互联网成为犯罪嫌疑人销售假药的主要途径，他们先以假冒身份在医药商务网、中国医药供求网、宸源医药信息交流中心注册并发布药品供求信息，再通过 QQ 群内聊天等方式进行联系和交易，最后利用物流快运在全国范围内收发货品。涉案假药多为贵重药品，价格在 1000 元以上的多达 13 种，假药中 98% 为处方药，作假性质极其恶劣，严重威胁公众生命健康。

问题：

1. 该案例中存在哪些违法犯罪行为？

2. 如何规范互联网药品交易的经营行为？

目标检测

一、单项选择题

1. 《药品生产许可证》是由 （   ） 批准并颁发的
   A. 国家食品药品监督管理总局
   B. 省级食品药品监督管理局
   C. 市级食品药品监督管理局   D. 省卫生厅
   E. 卫生计生委

2. 药品经营企业的经营方式包括 （   ）
   A. 批发和零售   B. 批发和代理
   C. 零售和代理   D. 批发和直销
   E. 零售和直销

3. 《药品经营许可证》有效期为 （   ）
   A. 1 年   B. 2 年
   C. 3 年   D. 5 年
   E. 10 年

4. 2012 版《药品经营质量管理规范》（GSP）实施日期是 （   ）
   A. 2012 年 6 月 1 日   B. 2012 年 7 月 1 日
   C. 2012 年 12 月 1 日   D. 2013 年 6 月 1 日
   E. 2013 年 7 月 1 日

4. 药品仓库的相对湿度应控制在 （   ）
   A. 45% ~ 75%   B. 35% ~ 75%
   C. 35% ~ 60%   D. 40% ~ 75%
   E. 35% ~ 65%

5. 药品经营企业质量负责人应具有的学历是 （   ）
   A. 中专以上   B. 大专以上
   C. 本科以上   D. 高中以上
   E. 初中以上

6. 药品经营企业质量管理机构负责人应具有 （   ）
   A. 药师资格   B. 主管药师资格
   C. 副主任药师资格   D. 执业药师资格
   E. 从业药师资格

7. 药品按批号堆码，不同批号的药品不得混垛，垛间距不小于 （   ）
   A. 5cm   B. 10cm
   C. 15cm   D. 20cm

E. 25cm

8. 开办药品零售企业申请受理审批的部门是（　　）
   A. 国家食品药品监督管理总局
   B. 省级食品药品监督管理局
   C. 市级食品药品监督管理局
   D. 市级工商行政管理部门
   E. 县级食品药品监督管理局

9. 开办药品批发企业申请受理审批的部门是（　　）
   A. 国家食品药品监督管理总局　　　　B. 省级食品药品监督管理局
   C. 市级食品药品监督管理局　　　　　D. 市级工商行政管理部门
   E. 县级食品药品监督管理局

10. 关于零售企业药品陈列说法错误的是（　　）
    A. 处方药、非处方药分区陈列，并有处方药、非处方药专用标识
    B. 处方药不得采用开架自选的方式陈列和销售
    C. 外用药与其他药品分开摆放
    D. 拆零销售的药品集中存放于拆零专柜或者专区
    E. 第二类精神药品、毒性中药品种和罂粟壳专区陈列

11. 根据GSP，有关零售企业挂牌明示说法错误的是（　　）
    A. 企业应当在营业场所显著位置悬挂《药品经营许可证》、营业执照
    B. 企业应当在营业场所显著位置悬挂执业药师资格证、执业药师注册证
    C. 营业人员应当佩戴有照片、姓名、岗位等内容的工作牌
    D. 营业人员是执业药师和药学技术人员的，工作牌还应当标明执业资格或者药学专业技术职称
    E. 在岗执业的执业药师应当挂牌明示

12. 《药品经营质量管理规范认证证书》有效期为（　　）
    A. 1年　　　　　　　　　　　　　　B. 2年
    C. 3年　　　　　　　　　　　　　　D. 5年
    E. 10年

13. 为药品生产企业、药品经营企业和医疗机构之间提供互联网药品交易服务的企业的审批部门是（　　）
    A. 国家食品药品监督管理总局　　　　B. 省级食品药品监督管理局
    C. 市级食品药品监督管理局　　　　　D. 市级工商行政管理部门
    E. 县级食品药品监督管理局

14. 根据《药品流通监督管理办法》，下列叙述错误的是（　　）
    A. 药品生产企业、经营企业对其药品购销行为负责
    B. 药品经营企业可以购进和销售医疗机构配制的制剂
    C. 药品经营企业不得以展示会、博览会等方式现货销售药品

D. 药品经营企业不得采用邮寄、互联网交易等方式向公众销售处方药

E. 药品经营企业禁止非法收购药品

二、多项选择题

1. 药品监督管理部门对药品经营企业进行监督检查的形式有（　　）

A. 重点检查　　　　　　　　　　B. 专项检查

C. 日常抽查　　　　　　　　　　D. 跟踪检查

E. 随机检查

2. 互联网药品交易服务的类型包括（　　）

A. 企业与医疗机构之间　　　　　B. 企业与企业之间

C. 企业与消费者之间　　　　　　D. 企业、消费者与政府之间

E. 消费者与消费者之间

3. GSP 的适用范围包括（　　）

A. 医疗机构　　　　　　　　　　B. 药品批发企业

C. 药品零售企业　　　　　　　　D. 药品研发机构

E. 药品生产企业销售药品过程中的药品储存和运输环节

4. 冷藏、冷冻药品到货时，应重点检查（　　）

A. 药品数量　　　　　　　　　　B. 药品外观性状

C. 药品运输方式　　　　　　　　D. 药品运输过程的温度记录

E. 药品运输时间

三、简答题

1. 开办药品批发企业的条件有哪些？

2. 药品零售企业对零售后的药品应该如何管理？

第七章 医疗机构药事管理

📚 **知识要点**

1. 药事管理与药物治疗学委员会、药学部门的工作任务。
2. 处方管理与调剂业务管理。
3. 医疗机构制剂管理。
4. 临床药学与药学服务。

第一节 概　述

一、医疗机构的概念与类型

医疗机构是以救死扶伤、防病治病、保护人们健康为宗旨，从事疾病诊断与治疗活动的社会组织。

现行的医疗机构主要有各类型医院、妇幼保健院、乡镇卫生院、门诊部、疗养院、诊所、村卫生所（室）、专科疾病防治院（所、站）、急救中心（站）等。

二、医疗机构药事与医疗机构药事管理的概念

医疗机构药事是指医疗机构中一切与药品和药学服务有关的活动。包括药品的调剂、制剂，药物研究，临床药学，药品储存与保管，药品检验与质量控制，药物信息，药学人才的培养等。

医疗机构药事管理又称医院药事管理，是指在医疗机构内以服务患者为中心，临床药学为基础，促进临床科学、合理用药的药学技术服务和相关的药品管理工作，是对医院药学实践的计划、组织、人员配备、领导和控制，并以合理的人力、物力、财力的投入取得最佳的工作效率、药物治疗效果和经济效益的一种管理活动。

传统的医院药事管理是对采购、储存、配制、检验、分发药品的管理及药品的经济管理，而现在的管理重心由单纯的药品供应型逐步转为以患者为中心、以临床药学为基础的药学技术服务管理和相关的药品管理。

三、医疗机构药事管理的主要任务

医疗机构药事管理由部门管理与专业管理两部分组成，具有专业性、实践性、服务性、针对性的特点。其主要任务如下。

1. 组织管理 指医院药剂科（药学部、处）的组织体制及职责方面的管理，包括药剂科各部门的划分、岗位设置、职权范围等。

2. 人力资源管理 指药剂科的人员配备、各类药学人员的职责、培训、继续教育、考核等。

3. 业务管理 业务管理是医疗机构药事管理的重点，包括调剂、制剂、药品储存保管、药品质量检验、临床药学管理等。

4. 经济管理 是对资金进行科学管理，合理增加收入，降低开支。

5. 信息管理 是对药物信息进行搜集、整理，并及时为医生、患者提供用药咨询服务。

6. 政策法规建设 指与医院药事相关的法律法规、标准的实施与执行，医院药事目标、任务的研究与实践。

第二节　医疗机构药学部门组织机构与人员管理

一、医疗机构药学部门组织机构

（一）基本组织机构

医疗机构药学部门是在院长或副院长直接领导下的医院药学科学技术职能部门。《医疗机构药事管理规定》要求，医疗机构应根据本机构的功能、任务、规模设置相应的药学部门，配备和提供与药学部门工作任务相适应的专业技术人员、设备和设施。三级医院可设置药学部，并可根据实际情况设立二级科室；二级医院设置药剂科；其他医院设置药房。规模较大三级甲等医院药学部至少设有调剂科、临床药学科、药品科和质量监控组。有条件的医院可根据需要设置药学信息科、临床药理科（室）、制剂科（室）、静脉用药调配中心（室）等。

> **知识链接**
>
> **医院等级**
>
> 等级医院管理将医院分成三级十等。一、二级医院分为甲、乙、丙 3 等，三级医院分为特、甲、乙、丙 4 等。
>
> 一级医院：病床数≤100 张，主要指乡、镇卫生院和城市街道医院。

二级医院：病床数 101～500 张，主要指一般市、县医院及省辖市的区级医院，以及相当规模的工矿、企事业单位的职工医院。

三级医院：病床数 ≥501 张，主要指全国、省、市直属的市级大医院及医学院校的附属医院。

实际执行中，一级医院不分甲、乙、丙 3 等。等是根据医院的技术力量、管理水平、设备条件、科研能力等按 1000 分计分而划分的。

（二）药事管理与治疗学委员会

二级以上医院应当设立药事管理与药物治疗学委员会；其他医疗机构应当成立药事管理与药物治疗学组。医院药事管理与药物治疗学委员会委员由具有高级技术职务任职资格的药学、临床医学、护理和医院感染管理、医疗行政管理等人员组成。医院药事管理与药物治疗学组由药学、医务、护理、医院感染、临床科室等部门负责人和具有药师、医师以上专业技术职务任职资格人员组成。医疗机构负责人任药事管理与药物治疗学委员会（组）主任委员，药学和医务部门负责人任药事管理与药物治疗学委员会（组）副主任委员。

图 7-1 为我国三级甲等医院药剂科的组织机构图。

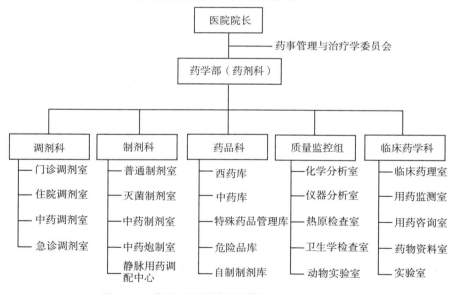

图 7-1 我国三级甲等医院药剂科的组织机构图

二、医疗机构药学部门的工作任务

医疗机构的规模、性质不同，药学部门的任务并不完全一致，其基本任务是：

1. 药品供应 根据本院医疗和科研的需要，进行药品的采购、供应和保管。

2. 调剂与制剂 及时准确地调配处方，并根据临床需要制备药物制剂和加工炮制中药材。

3. 药品质量控制 加强药品质量管理，建立健全药品监督和检验制度，确保临床用药的安全、有效、合理、经济。

4. 临床药学 积极开展临床药学工作，做好用药咨询，指导合理用药。进行药品不良反应监测，并及时向卫生行政主管部门和药品监督管理部门汇报，协助临床筛选药物。

5. 教学与科研 承担医药院校学生教学、实习及药学专业技术人员的进修任务。

三、医疗机构药学部门的人员管理

（一）人员配备

药学专业技术人员不得少于全院卫生专业技术人员的 8%。建立静脉用药调配中心的，医疗机构应根据实际需要另行增加药学专业技术人员的数量。中药饮片调剂、财会工作及病区运送药品，应另行配备相应的员工。承担教学与科研的三级甲等医院应适当增加人员编制。临床药师的配备要求是三级医院不少于 5 名，二级医院不少于 3 名。

（二）人员构成

医疗机构药学部门人员的职称分为中药和西药两部分，按职称高低又分为主任药师、副主任药师、主管药师、药师、药士，共五级。二级综合医院和三级综合医院的药剂科药学专业技术人员中具有副高级以上药学专业技术职务任职资格的分别不低于 6% 和 13%，具有高等医药院校临床药学专业或者药学专业全日制本科毕业以上学历的应当不低于药学专业技术人员总数的 20% 和 30%。教学医院药学专业技术人员中具有副高级以上药学专业技术职务任职资格的应当不低于 15%。

（三）医疗机构药师的工作职责

1. 负责药品采购供应、处方或者用药医嘱审核、药品调剂、静脉用药集中调配和医院制剂配制，指导病房（区）护士请领、使用与管理药品。

2. 参与临床药物治疗，进行个体化药物治疗方案的设计与实施，开展药学查房，为患者提供药学专业技术服务。

3. 参加查房、会诊、病例讨论和疑难、危重患者的医疗救治，协同医师做好药物使用遴选，对临床药物治疗提出意见或调整建议，与医师共同对药物治疗负责。

4. 开展抗菌药物临床应用监测，实施处方点评与超常预警，促进药物合理使用。

5. 开展药品质量监测，药品严重不良反应的收集、整理、报告等工作。

6. 掌握与临床用药相关的药物信息，提供用药信息与药学咨询服务，向公众宣传合理用药知识。

7. 结合临床药物治疗实践，进行药学临床应用研究；开展药物利用评价和药物临床应用研究；参与新药临床试验和新药上市后安全性与有效性监测。

8. 其他与医院药学相关的专业技术工作。

第三节 处方与调剂管理

一、处方管理

（一）处方的概念与组成

1. 处方概念 处方是由注册的执业医师和执业助理医师（简称医师）在诊疗活动中为患者开具的、由取得药学专业技术职务任职资格的药学专业技术人员（简称药师）审核、调配、核对，并作为患者用药凭证的医疗文书。

2. 处方组成 处方包括处方前记、处方正文和处方后记三部分。

（1）处方前记 包括医疗机构名称、费别、患者姓名、性别、年龄、门诊或住院病例号、科别或病区床位号、临床诊断、开具日期等。

（2）处方正文 以 R 或 Rp（拉丁文 Recipe 请取的缩写）开头，分列药品名称、剂型、规格、数量和用法用量。

（3）处方后记 包含医师签名和调剂人员的签名、药品金额等。

3. 处方颜色 处方由各医疗机构按照规定的格式统一印制。普通处方为白色；急诊处方为淡黄色，右上角标注"急诊"；儿科处方为淡绿色，右上角标注"儿科"；麻醉药品、第一类精神药品处方为淡红色，右上角标注"麻""精一"；第二类精神药品处方为白色，右上角标注"精二"。

（二）处方管理制度

1. 处方书写要求

（1）患者一般情况、临床诊断填写清晰、完整，并与病历记载相一致。

（2）每张处方限于一名患者的用药。

（3）字迹清楚，不得涂改；如需修改，应当在修改处签名并注明修改日期。

（4）药品名称应当使用规范的中文名称书写，没有中文名称的可以使用规范的英文名称书写；医疗机构或者医师、药师不得自行编制药品缩写名称或者使用代号；书写药品名称、剂量、规格、用法、用量要准确规范，药品用法可用规范的中文、英文、拉丁文或者缩写体书写，但不得使用"遵医嘱""自用"等含糊不清字句。

知识链接

常见处方中英文缩写的含义

tid：每日 3 次。bid：每日 2 次。qid：每日 4 次。qn：每晚 1 次。qd：每日 1 次。pm：下午。am：上午。ac：饭前。pc：饭后。po：口服。iv：静脉注射。im：肌内注射。iv. gtt：静脉滴注。sig：标明用法。prn：必要时。st：立即。

（5）患者年龄应当填写实足年龄，新生儿、婴幼儿写日、月龄，必要时要注明体重。

（6）西药和中成药可以分别开具处方，也可以开具一张处方，中药饮片应当单独开具处方。

（7）开具西药、中成药处方，每一种药品应当另起一行，每张处方不得超过 5 种药品。

（8）中药饮片处方的书写，一般应当按照"君、臣、佐、使"的顺序排列；调剂、煎煮的特殊要求注明在药品右上方，并加括号，如布包、先煎、后下等；对饮片的产地、炮制有特殊要求的，应当在药品名称之前写明。

（9）药品用法用量应当按照药品说明书规定的常规用法用量使用，特殊情况需要超剂量使用时，应当注明原因并再次签名。

（10）除特殊情况外，应当注明临床诊断。

（11）开具处方后的空白处画一斜线以示处方完毕。

（12）处方医师的签名式样和专用签章，应当与院内药学部门留样备查的式样相一致，不得任意改动，否则应当重新登记留样备案。

（13）药品剂量与数量用阿拉伯数字书写。剂量应当使用法定剂量单位：重量以克（g）、毫克（mg）、微克（μg）、纳克（ng）为单位；容量以升（L）、毫升（mL）为单位；国际单位（IU）、单位（U）；中药饮片以克（g）为单位。

片剂、丸剂、胶囊剂、颗粒剂分别以片、丸、粒、袋为单位；溶液剂以支、瓶为单位；软膏及乳膏剂以支、盒为单位；注射剂以支、瓶为单位，应当注明含量；中药饮片以剂为单位。

2. 处方权限的规定

（1）经注册的执业医师在执业地点取得相应的处方权。经注册的执业助理医师在医疗机构开具的处方，应当经所在执业地点执业医师签名或加盖专用签章后方有效。

（2）经注册的执业助理医师在乡、民族乡、镇、村的医疗机构独立从事一般的执业活动，可以在注册的执业地点取得相应的处方权。

（3）医师应当在注册的医疗机构签名留样或者专用签章备案后，方可开具处方。

（4）医疗机构应当按照有关规定，对本机构执业医师和药师进行麻醉药品和精神药品使用知识和规范化管理的培训。执业医师经考核合格后取得麻醉药品和第一类精神药品的处方权，药师经考核合格后取得麻醉药品和第一类精神药品调剂资格。

（5）试用期人员开具处方，应当经所在医疗机构有处方权的执业医师审核、并签名或加盖专用签章后方有效。

（6）进修医师由接收其进修的医疗机构对该医师胜任本专业工作的实际情况进行认定后授予相应的处方权。

3. 处方限量的规定

（1）处方一般不得超过 7 日用量；急诊处方一般不得超过 3 日用量；对于某些慢性病、老年病或特殊情况，处方用量可适当延长，但医师应当注明理由。

（2）为门（急）诊患者开具的麻醉药品、第一类精神药品注射剂，每张处方为一次用量；控缓释制剂，每张处方不得超过 7 日用量；其他剂型，每张处方不得超过 3 日用量。哌醋甲酯用于治疗儿童多动症时，每张处方不得超过 15 日用量。第二类精神药品一般每张处方不得超过 7 日用量。为门（急）诊癌症疼痛患者和中、重度慢性疼痛患者开具的麻醉药品、第一类精神药品注射剂，每张处方不得超过 3 日用量；控缓释制剂，每张处方不得超过 15 日用量；其他剂型，每张处方不得超过 7 日用量。

（3）为住院患者开具的麻醉药品和第一类精神药品处方应当逐日开具，每张处方为 1 日用量。

4. 处方的保存期限 普通处方、急诊处方、儿科处方保存期限为 1 年，医疗用毒性药品、精神药品处方保存期限为 2 年，麻醉药品、第一类精神药品处方保存期限为 3 年。

二、调剂工作概述

1. 调剂的概念 调剂是指配方发药，又称调配处方。调剂工作是专业性、技术性、管理性、法律性、事务性、经济性综合一体的活动，他直接面对患者和医生开具的处方，与医生、护士、患者联系紧密，通过调剂这一过程，药品从医院转移到了用药者手中，调剂工作的质量，直接影响医疗质量。

2. 调剂的流程 具体流程如图 7-2

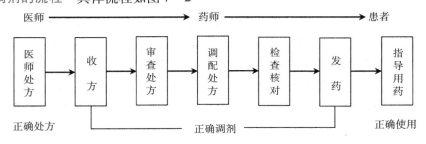

图 7-2 调剂流程示意图

3. 调剂工作的步骤

（1）准备工作 包括请领药品、准备包装材料、清查药品存量和按照 1 次处方量分装药品。

（2）收方　门诊调剂室从患者处接收医生开写的处方，或住院调剂室从病房医护人员处接收处方或药品请领单。

（3）审查处方　药学专业技术人员应当确认处方的合理性，认真逐项检查处方前记、正文和后记书写是否清晰、完整，检查处方是否符合规定，重点检查处方正文中药品名称、药品用法用量、药品配伍变化和合理用药方面的问题。

（4）调配处方　按审查后的处方要求调配、取出药品，包装药品并贴好标签。

（5）检查核对　仔细查对所取药品与处方药品是否一致，防止差错。

（6）发药与指导用药　发药时要核对患者姓名，详细交代药品用法、用量、注意事项等，并耐心解答患者的疑问。

整个调配过程要严格执行"四查十对"制度，包括查处方，对科别、姓名、年龄；查药品，对药名、剂型、规格、数量；查配伍禁忌，对药品性状、用法用量；查用药合理性，对临床诊断。

重复用药

某患者诊断为结膜炎，医生为其所开处方为：左氧氟沙星眼药水 8mL×2 支，1 日 4 次；加替沙星眼药水 8mL×2 支，1 日 4 次。两药均为喹诺酮类抗生素，调剂人员将药品按处方发给患者。

问题：调剂人员的行为是否正确？应如何处理？

三、调剂业务管理

（一）门诊、急诊调剂工作方式

1. 独立配方法　审方、调配、核对、发药由 1 人单独完成。优点是节省人力，责任明确。缺点是效率低，容易出差错。适用于专业人员紧缺、工作环境紧凑的单位，如小药房和急诊药房。

2. 流水作业法　整个调剂过程由多个人协作完成，一般由 1 人收方，1~2 人配方，1 人核对发药。优点是分工明确，效率高，可减少差错。缺点是需要较多人力。适用于大规模医院药房及候药患者较多的情况。

3. 协作配方法　每个发药窗口设 2 人，1 人负责审方及配方后的核对发药，另 1 人负责配方。此法效率高，节省人力，又减少了差错发生。普遍适用于各类医院，是目前使用较为广泛的一种方法。

（二）住院调剂室工作方式

住院调剂室承担着住院患者的用药调配和管理，调剂质量的高低，直接影响着患者用药的安全有效。住院调剂工作方式很多，各医院做法不一，常见的供药方式有 3 种：

病区小药柜制、中心摆药制和凭处方发药。

1. 病区小药柜制　按各病区的专业特点及床位数，在病区内设小药柜，储备一定数量的常用药及少量急救药和麻醉药，由护士按医嘱发给患者使用。用后根据消耗数填写药品请领单，向住院调剂室领取，一般每周领药 1～2 次。住院调剂室药师按请领单将药品配齐，核对无误后由护士领回。此方式优点是便于患者及时用药，减轻护士和调剂人员的工作量。缺点是药师不易了解患者的用药情况，不便及时纠错。此外病区和科室保存的药品，由于没有专业人员的管理，容易造成挤压，过期失效，甚至遗失和浪费。

2. 中心摆药制　根据病区治疗单或医嘱由药剂人员在摆药室将药品摆入患者的药杯中，由病区治疗护士核对后发给患者服用。多数医院摆药的品种仅限于口服固体制剂。此方式的优点是药品集中管理，避免药品变质、失效和损失；摆药经多重核对，可避免差错事故发生。缺点是药品在运送过程中易受到污染。

3. 凭处方发药　医生给患者开出处方，由护士或患者（患者家属）凭处方到住院调剂室取药，调剂人员按方发药。此方式优点是能使药师直接了解患者用药情况，便于及时纠正用药不当现象，促进合理用药。缺点是增加调剂人员和护士的工作量。多用于麻醉药品、精神药品等少数的临时用药。

第四节　医疗机构制剂管理

一、医疗机构制剂概述

（一）医疗机构制剂的概念与分类

医疗机构制剂是指医疗机构根据本单位临床需要而常规配制、自用的固定处方制剂。

医疗机构制剂按质量标准来源可分为标准制剂和非标准制剂。按生产条件和制备要求可分为灭菌制剂、普通制剂和中药制剂。

（二）医疗机构制剂的特征

1. 医疗机构自配　取得医疗机构制剂资格的药学部门可以自配制剂，其他科室（放射性核素室配制放射性核素制剂例外）不得配制制剂。

2. 医疗机构自用　医疗机构自制制剂只能凭医师处方在本医疗机构内部使用，不得在市场销售，经省级以上药品监督管理部门批准，可在医疗机构之间调剂使用。

3. 质量合格　医疗机构自制制剂应遵守《中国医院制剂规范》的标准，经质量检验合格后方可使用。

4. 配制规范　医疗机构自制制剂必须按照国家药品监督管理部门的规定向省级药品监督管理部门进行申报和批准，取得制剂批准文号后，方可生产。

5. 品种补缺 医疗机构自制制剂应当是本单位临床需要而市场上没有的品种。

二、医疗机构制剂管理

（一）医疗机构配制制剂的许可制度

医疗机构配制制剂，须经所在地省级药品监督管理部门批准，发给《医疗机构制剂许可证》。《医疗机构制剂许可证》的有效期为 5 年。

（二）医疗机构配制制剂的质量管理

医疗机构配制制剂，在机构与人员、房屋与设施、设备、物料、卫生、文件管理、配制管理、质量管理与自检、使用管理等方面，都应符合《医疗机构制剂配制质量管理规范》（GPP）的规定。标准制剂配制时要依据国家药品标准、《中国医院制剂规范》等法定标准进行生产，非标准制剂的质量标准由医疗机构自行拟定报省药监部门批准后方可执行。

（三）医疗机构制剂的注册管理

医疗机构制剂的品种必须上报省级药品监督管理部门批准，并取得批准文号后方可配制。批准文号格式为 X 药制字 H（Z）＋4 位年号＋4 位流水号，X 为省、自治区、直辖市简称，H 表示化学药品，Z 表示中药。

警惕非法配制的医疗机构制剂

J 市食品药品监督管理局近日发布用药警示，提醒消费者注意识别真假医疗机构制剂，不要让非法配制的制剂损害健康。

合法医疗机构制剂是医院在长期使用的配方基础上，经过一系列的药学、动物实验验证其有效性及毒性后，经省级食品药品监督管理部门批准配制生产。在其标签或说明书上都会标注批准文号。对无文号、包装、标示、配制单位、有效期、批号等基本信息的制剂，患者一定要提高警惕。一些医疗机构未经批准，打着"祖传秘方""特效药"的幌子非法配制制剂，由于未经过实验证明其安全性，甚至擅自添加化学药品，服用者初次使用后会觉得症状有所改善，但安全性得不到保障，轻者延误治疗，重者可能引发药源性疾病甚至中毒。

医疗机构制剂只能在医院内部使用，合法制剂在说明书中均标注有"本制剂仅限本医疗机构使用"字样。任何不经医师处方或者超出本医院范围销售医疗机构制剂的行为都是违法的。

问题：

1. 什么是医疗机构制剂？

2. 医疗机构制剂有什么特征？

第五节　医疗机构药品采购与储存管理

一、药品采购管理

（一）药品采购管理的概念

药品采购管理是指对医疗机构所需药品的供应渠道、采购程序和方式、采购计划和文件的综合管理。

（二）药品采购方式

县级及县级以上人民政府、国有企业（含国有控股企业）等所属的非营利性医疗机构，必须全部参加药品集中采购。鼓励其他医疗机构参加药品集中采购活动。

实行以政府为主导、以省（区、市）为单位的医疗机构网上药品集中采购工作。医疗机构和药品生产、经营企业购销药品必须通过各省（区、市）政府建立的非营利性药品集中采购平台开展采购，实行统一组织、统一平台和统一监管。

1. 药品集中采购原则　医疗机构药品集中采购应当坚持质量优先、价格合理，遵循公开、公平、公正的原则。

2. 药品集中采购目录　国家实行特殊管理的麻醉药品和第一类精神药品不纳入药品集中采购目录。第二类精神药品、放射性药品、医疗用毒性药品、原料药、中药材和中药饮片等药品可不纳入药品集中采购目录。医疗机构使用上述药品以外的其他药品必须全部纳入集中采购目录。

3. 药品集中采购方式

（1）公开招标　是指以招标公告的方式，邀请不特定的药品生产、经营企业投标的采购方式。

（2）邀请招标　是指以投标邀请书的方式，邀请特定的药品生产、经营企业投标的采购方式。

（3）直接采购　是指医疗机构按照价格部门规定的价格或历史成交价格直接向符合资质的药品生产、经营企业购买药品的采购方式。

二、药品储存与养护管理

医疗机构应当有专用的场所、设施和设备储存药品。药品的存放应当符合药品说明书标明的条件。医疗机构需要在急诊室、病区护士站等场所临时存放药品的，应当配备符合药品存放条件的专柜。并对储备的药品进行科学的管理与养护，保证药品的质量稳定。

1. 医疗机构储存药品，应当按照药品属性和类别分库、分区、分垛存放并实行色标管理。药品与非药品分开存放；中药饮片、中成药、化学药品分别储存、分类存放；过期、变质、被污染等药品应当放置在不合格库（区）。

2. 医疗机构应当制定和执行药品保管、养护管理制度，并采取必要的控温、防潮、避光、通风、防火、防虫、防鼠、防污染等措施，保证药品质量。

3. 医疗机构应当配备药品养护人员，定期对储存药品进行检查和养护，监测和记录储存区域的温湿度，维护储存设施设备，并建立相应的养护档案。

4. 医疗机构应当建立药品效期管理制度。药品发放应当遵循"近效期先出"的原则。

5. 麻醉药品、精神药品、医疗用毒性药品、放射性药品应当严格按照相关行政法规的规定存放，并具有相应的安全保障措施。

药品出库的原则

小李是某医院药库发放药品的工作人员，一天，小李接到住院药房药品请领单，其中 1 种药品分别由两个厂家供货，他没有过多考虑就将存量多的厂家的药品发放了出去。

问题：小李的做法是否正确？应该如何做？

第六节　临床药学

一、临床药学概述

1. 临床药学的概念　临床药学是指药学与临床相结合，直接面向患者，以患者为中心，研究与实践临床药物治疗，提高药物治疗水平的综合性应用学科。

2. 临床药师的概念　临床药师是指以系统药学专业知识为基础，并具有一定医学和相关专业基础知识与技能，直接参与临床用药，促进药物合理应用和保护患者用药安全的药学专业技术人员。

临床药师是临床医疗团队成员之一，应直接参与临床药物治疗工作，为患者提供药学监护和用药指导，参加查房、会诊、危重患者的抢救、药物咨询以及其他药学服务。

3. 临床药学的主要任务

（1）**处方分析**　通过处方分析，了解影响药物治疗的相关因素及药物相互作用，可以纠正不合理处方，指导临床合理用药，并能了解医院的用药情况。

（2）**参与临床治疗**　与临床医师一起查房，掌握患者病情，协助医师制定给药方案，参与会诊和危重患者的抢救，为合理用药做好参谋。

（3）**治疗药物血药浓度的监测**　针对治疗指数低、个体差异大的药物，要用现代化的分析测试手段来测定患者的血药浓度，调整用药剂量和给药间隔，设计个性化的给药方案。

（4）参与药品不良反应监测　协助医生做好药品不良反应监测，对发现的药品不良反应进行因果分析，做出客观评价，为安全用药提供资料。

（5）药学信息服务　建立药学情报资料室，收集药品供应、使用、评价、新药研究等方面的信息资料，为合理用药提供药学信息咨询。

（6）药物利用研究　对处方消耗的药品进行数据分析，获取多种临床用药信息，研究各种药物和非药物因素对药物利用的影响，从经济学的角度出发，指导临床合理用药，节约卫生资源。

二、临床药物应用管理

临床药物应用管理是对医疗机构临床诊断、预防和治疗疾病用药全过程实施监督管理。医疗机构应当遵循安全、有效、经济的合理用药原则，尊重患者对药品使用的知情权和隐私权。

1. 合理用药的概念　合理用药是指以当代药物和疾病的系统知识与理论为基础，安全、有效、经济、适当地使用药品。

2. 影响合理用药的因素

（1）医务人员因素　医师个人的医药知识、临床用药经验、药物信息掌握程度、职业道德、工作作风、服务态度，都会影响其药物治疗决策和开具处方行为，都可能导致不合理用药。药师调配处方时审方不严、对患者的正确用药指导不力、缺乏与医护人员的密切协作与信息交流等，都可能导致不合理用药。护理人员的给药环节发生问题也会造成临床不合理用药。

（2）患者因素　患者遵照医嘱积极配合治疗是保证合理用药的另一关键因素。患者遵守医师制定的药物治疗方案的行为称为依从性。患者产生用药依从性低的原因主要有：对药物疗效期望过高，理解、记忆偏差，不耐受药物不良反应，经济承受力不足，滥用药物等。

（3）药物因素　药物固有的性质导致的不合理用药错综复杂，主要有：①药物的作用和使用因人而异，用规定的常用剂量患者获得的疗效可能各不相同，严重的药物不良反应往往只发生在极少数患者身上；②合并用药使药物相互作用发生率增加。

（4）社会因素　主要是药品营销过程中的促销活动、广告宣传以及经济利益驱动等。

3. 合理用药管理　医疗机构应当制定本单位基本药物临床应用管理办法，建立并落实抗菌药物临床应用分级管理制度。建立由医师、临床药师和护士组成的临床治疗团队，开展临床合理用药工作。对医师处方、用药医嘱的适宜性进行审核。临床药师应当全程参与临床药物治疗工作，对患者进行用药教育，指导患者安全用药。对药物临床使用的安全性、有效性和经济性进行监测、分析、评估，实施处方和用药医嘱点评与干预。建立药品不良反应监测报告制度。结合临床和药物治疗开展临床药学和药学研究工作。

三、药学服务

1. 药学服务的概念 药学服务是指药师应用药学专业知识向公众（医护人员、患者及家属）提供直接的、负责任的、与药物应用有关的服务，以提高药物治疗的安全性、有效性和经济性，改善和提高人类生活质量。

2. 药学服务的内容 药学服务的主要内容包括：①调剂处方，提供用药咨询。②参与临床药物治疗。③开展治疗药物监测。④药物利用的研究与评价。⑤药品不良反应的监测与报告。⑥药学信息服务。⑦对公众进行健康教育。

药学服务与临床药学的区别在于药学服务是在临床药学工作的基础上发展起来的，药学服务是临床药学发展的新阶段，是医院药学工作新模式。

目标检测

一、单项选择题

1. 不属于医疗机构药学部调剂科的下属部门的是（ ）
   A. 门诊调剂室
   B. 住院调剂室
   C. 中药调剂室
   D. 中药制剂室
   E. 急诊调剂室

2. 静脉用药调配中心属于药学部下哪个科室（ ）
   A. 调剂科
   B. 制剂科
   C. 药品科
   D. 临床药学科
   E. 质量监控组

3. 药学专业技术人员应占医院全部专业技术人员的比例是（ ）
   A. 5%
   B. 6%
   C. 8%
   D. 10%
   E. 12%

4. 处方颜色为淡黄色的是（ ）
   A. 急诊处方
   B. 普通处方
   C. 麻醉药品处方
   D. 一类精神药品处方
   E. 急诊处方

5. 处方核心内容是（ ）
   A. 临床诊断
   B. 医师签名
   C. 处方前记
   D. 处方正文
   E. 核对签名

6. 处方中英文缩写 po 的意思是（ ）
   A. 每日 3 次
   B. 静脉注射

    C. 口服   D. 饭后服用

    E. 片剂

7. 每日 2 次的英文缩写是 （ ）

    A. tid   B. bid

    C. po   D. iv

    E. am

8. 急诊处方限量一般不超过 （ ）

    A. 7 日用量   B. 5 日用量

    C. 3 日用量   D. 2 日用量

    E. 1 日用量

9. 门诊患者的麻醉药品注射剂每张处方为 （ ）

    A. 2 日常用量   B. 1 日常用量

    C. 1 次常用量   D. 3 日常用量

    E. 7 日常用量

10. 药库发放药品时应当遵循的原则是 （ ）

    A. 近效期先出   B. 储存量大的先出

    C. 价格低廉药品先出   D. 储存量小药品先出

    E. 昂贵药品先出

11. 发药前首先应核对 （ ）

    A. 科别 姓名   B. 药品名称

    C. 药品规格数量   D. 用法用量

    E. 医师签名

12. 不属于临床药学的任务是 （ ）

    A. 处方分析   B. 药学信息服务

    C. 不良反应监测   D. 药物血药浓度监测

    E. 开具临床用药处方

13. 普通处方的保存期限为 （ ）

    A. 1 年   B. 2 年

    C. 3 年   D. 4 年

    E. 5 年

14. 不属于医疗机构药品招标采购原则是 （ ）

    A. 质量优先   B. 价格低廉

    C. 公开   D. 公平、公正

    E. 诚实信用原则

二、多项选择题

1. 医院药事管理与药物治疗学委员会的委员组成人员包括 （ ）

    A. 医学专家   B. 护理专家

    C. 药学专家   D. 医院感染管理专家

    E. 医疗行政管理专家

2. 住院调剂的工作方式有（　　）

    A. 病区小药柜   B. 中心摆药

    C. 凭方发药   D. 患者家属取药

    E. 库房领药

3. 处方是由以下哪几部分组成（　　）

    A. 处方前记   B. 病情诊断

    C. 处方正文   D. 签名

    E. 药品单价

4. 处方正文内容包括（　　）

    A. 药品名称   B. 剂型

    C. 规格   D. 数量

    E. 用法用量

5. 医疗机构药品调剂流程包括（　　）

    A. 收方   B. 审查处方

    C. 处方调配   D. 核对处方

    E. 发放药品

三、简答题

1. 调剂的"四查十对"的具体内容是什么？

2. 写出调剂的流程。

3. 处方由哪几部分组成？

第八章　中药管理

知识要点

1. 中药的概念及中药管理的特殊性。
2. 野生药材分级保护、物种名称及具体措施。
3. GAP 的主要内容。
4. 中药饮片生产与经营管理的要求。
5. 中药保护品种的范围、等级与保护措施。
6. 药品的专利及商标保护。

第一节　中药与中药现代化

一、中药的概念

中药是指在中医基础理论指导下用于防病治病的药物。包括中药材、中药饮片、中成药。

1. 中药材的概念　中药材是指药用植物、动物、矿物的药用部分采收后经产地初加工形成的原料药材。大部分中药材来源于植物，药用部位有根、茎、叶、花、果实、种子、皮等；药用动物来自于动物的骨、胆、结石、皮、肉及脏器等；矿物类药材包括可供药用的天然矿物、矿物加工品种以及动物的化石等，如朱砂、石膏、轻粉、芒硝、白降丹、红粉、自然铜、雄黄、紫石英、龙骨等。

2. 中药饮片的概念　中药饮片是指药材经过加工炮制后可直接用于中医临床或制剂生产使用的处方药品。中药饮片大多由中药饮片加工企业提供。

3. 中成药的概念　中成药是根据疗效确切、应用广泛的处方、验方或秘方，以中药饮片为原料配制加工而成的药品。如丸、散、膏、酒、片剂、冲剂等。

知识链接

民族药

民族药是指我国某些少数民族地区经长期医疗实践的积累并用少数民族语言文字记载的药品，如苗药、藏药、蒙药等。

二、中药管理的特殊性

中药管理是我国药事管理的重要内容之一，其核心是保证中药安全、有效、经济、合理。中药作为我国传统中医药体系的重要组成部分，有其独特的理论内涵和实践基础，如中药饮片的加工炮制、中成药的制剂工艺、中药处方配伍禁忌、药味剂量、服用方法等方面均与现代药存在较大差异。这就决定了中药管理在内容、方法等方面具有特殊性，要求对中药材的种质资源、野生药材资源、中药饮片的炮制、中药材和中药饮片的经营、中药品种保护以及中药流通领域等各方面进行研究和规范，以加强对中药的质量控制，最终保证中药安全、有效、经济、合理。

三、中药现代化

中药现代化是将传统中医药理论与现代科学技术相结合，遵循严格的医药标准规范，研制出安全、有效、稳定、质量可控的现代中药，服务社会，造福人类。

中药现代化是一个继承和发展的过程，其实质是以中医药理论为基础，借鉴国际通行的医药标准和规范，运用现代科学技术对中药进行研究、开发、生产、经营、使用和监督管理。出台多项涉及中药管理的政策和法规，力求做到数据客观化、质量标准化、过程规范化，促进中药现代化进程。

为了促进我国中药现代化进程，2002 年 11 月国务院办公厅批转科技部等八部门共同制定的国家第一部中药现代化发展的纲领性文件《中药现代化发展纲要（2002—2010年)》发布，这是我国中药管理上的重要里程碑。2007 年 3 月卫生部、国家中医药管理局等 16 部门联合发布了《中医药创新发展纲要（2006—2020 年)》。这是国家为了支持中医药全面发展制定的又一个纲领性的文件和全局性的新规划。《纲要》中提出了坚持"继承与创新并重，中医中药协调发展，现代化与国际化相互促进，多学科结合"的基本原则。提出了中医药创新发展的总体目标是：通过科技创新支撑中医药现代化发展，不断提高中医药对我国经济和社会发展的贡献率，巩固和加强我国在传统医药领域的优势地位；重点突破中医药传承和医学及生命科学创新发展的关键问题，争取成为中国科技走向世界的突破口之一；促进东西方医学优势互补、相互融合，为建立具有中国特色的新医药学奠定基础；应用全球科技资源推进中医药国际化进程，弘扬中华民族优秀文化，为人类卫生保健事业做出新贡献。提出了中医药创新发展的基本任务是"继承，创新，现代化，国际化"。中医药传承与创新发展，将对弘扬中华民族优秀文化，保障人民健康，推动我国经济、社会协调发展，建设和谐社会，实现中国和平崛起产生积极促进作用。

第二节　野生药材资源管理

一、野生药材资源保护的目的、原则与适用范围

1987 年 10 月，国务院发布了《野生药材资源保护管理条例》，自 1987 年 12 月 1 日

实施。其主要内容有：

1. 目的 保护和合理利用野生药材资源，适应人民医疗保健事业的需要。

2. 原则 国家对野生药材资源实行保护和采猎相结合的原则，鼓励人工种养（养殖）中药材。

3. 适用范围 我国境内采猎和经营野生药材的任何单位或个人，除国家另有规定外，都必须遵守本条例。

二、野生药材分级保护与物种名称

（一）野生药材保护的分级管理

国家重点保护的野生药材物种分为三级管理。

1. 一级保护野生药材物种 是指濒临灭绝状态的稀有珍贵野生药材物种。

2. 二级保护野生药材物种 是指分布区域缩小、资源处于衰竭状态的重要野生药材物种。

3. 三级保护野生药材物种 是指资源严重减少的主要常用野生药材物种。

（二）野生药材保护的物种名录

国家重点保护的野生药材资源物种名录共收载了野生药材物种 76 种，包括 43 种中药材。

1. 一级保护的野生药材物种 野生药材物种 4 种，中药材 4 种。包括虎骨（已禁用）、豹骨、羚羊角、鹿茸（梅花鹿）。

2. 二级保护的野生药材物种 野生药材物种 27 种，中药材 17 种。包括鹿茸（马鹿）、麝香（3 个品种）、熊胆（2 个品种）、穿山甲、蟾酥（2 个品种）、蛤蟆油、金钱白花蛇、乌梢蛇、蕲蛇、蛤蚧、甘草（3 个品种）、黄连（3 个品种）、人参、杜仲、厚朴（2 个品种）、黄柏（2 个品种）、血竭。

3. 三级保护的野生药材物种 野生药材物种 45 种，中药材 22 种。包括川贝母（4 个品种）、伊贝母（2 个品种）、刺五加、黄芩、天冬、猪苓、龙胆（4 个品种）、防风、远志（2 个品种）、胡黄连、肉苁蓉、秦艽（4 个品种）、细辛（3 个品种）、紫草、五味子（2 个品种）、蔓荆子（2 个品种）、诃子（2 个品种）、山茱萸、石斛（5 个品种）、阿魏（2 个品种）、连翘（2 个品种）、羌活（2 个品种）。

三、野生药材保护的具体措施

（一）一级保护的野生药材物种的管理

任何单位和个人禁止采猎一级保护野生药材物种。属于自然淘汰的，其药用部分由各级药材公司负责经营管理，但不得出口。

（二）二、三级保护的野生药材物种的管理

采猎、收购二、三级保护野生药材物种的，必须按照批准的计划执行。采猎者必须持有采药证，需要进行采伐或狩猎的，必须申请采伐证或狩猎证。不得在禁止采猎区、禁止采猎期采猎二、三级保护野生药材物种，并不得使用禁用工具进行采猎。二、三级保护野生药材物种属于国家计划管理的品种，由中国药材公司统一经营管理，其余品种由产地县药材公司或其委托单位按照计划收购。二、三级保护野生药材物种的药用部分，除国家另有规定外，实行限量出口。

四、法律责任

1. 未经自然保护区主管部门批准进入野生药材资源保护区从事科研、教学、旅游等活动者，当地县以上药品监督管理部门和自然保护区主管部门有权制止，造成损失的，必须承担赔偿责任。

2. 违反采猎、收购保护野生药材物种规定的单位或个人，由当地县以上药品监督管理部门会同同级有关部门没收其非法采猎的野生药材及使用工具，并处以罚款。

3. 违反保护野生药材物种收购、经营、出口管理的，由工商行政管理部门或有关部门没收其野生药材和全部违法所得，并处以罚款。

4. 破坏野生药材资源情节严重，构成犯罪的，由司法机关依法追究刑事责任。

5. 保护野生药材资源管理部门的工作人员徇私舞弊的，由所在单位或上级管理部门给予行政处分，造成野生药材资源损失的，必须承担赔偿责任。

非法收购羚羊角案

2003年3月，河北省某制药厂厂长委派被告人刘某向被告人孟某催收欠款，并授意可用中成药的原材料顶账，同时安排被告人王某一同前往销售药品。随后，刘某与孟某协商用包括高鼻羚羊角在内的部分中成药原材料顶账。孟某将羚羊角装在自己的旅行车里，途经某高速公路时被北京警方查获。

经鉴定，被查获的羚羊角为国家一级保护动物高鼻羚羊角，数量共计568根，价值人民币415万余元。经查，该制药厂和孟某均未办理野生动物及其制品经营许可证、运输证。

法院认为，被告人孟某非法出售、运输国家重点保护的珍贵濒危野生动物高鼻羚羊角，其行为已构成非法出售、运输珍贵、濒危野生动物制品罪，且情节特别严重；被告人刘某、王某系其他直接责任人员，其行为均已构成非法收购、运输珍贵、濒危野生动物制品罪，且情节特别严重，分别判处被告人孟某有期徒刑12年，刘某有期徒刑6年，王某有期徒刑5年。

问题：3个被告人并没有直接猎杀羚羊，为什么要判刑？

第三节 中药材的管理

一、中药材生产管理

中药材是中药产业发展的基础和源头，其质量的优劣直接关系到药品的有效性、安全性和稳定性。规范中药材的生产，提升中药产品整体质量，已成为中药产业升级的一个重要手段。

（一）《中药材生产质量管理规范（试行）》简介

为规范中药材生产，保证中药材质量，培育出"真实、优质、稳定、可控"的中药材，推进中药标准化、现代化进程，国家药品监督管理局于 2002 年 4 月 17 日颁布了《中药材生产质量管理规范（试行）》，简称 GAP，自 2002 年 6 月 1 日起施行。GAP 是中药材生产和质量管理的基本准则，适用于中药材生产企业生产中药材（含植物、动物药）的全过程。其主要内容如下。

1. 产地生态环境 中药材生产企业按照中药材产地适宜性优化原则，因地制宜，合理布局。中药材的生产产地的环境应符合国家相应标准，即空气应符合大气环境质量二级标准；土壤应符合土壤质量二级标准；灌溉水应符合农田灌溉水质量标准；药用动物饮用水应符合生活饮用水质量标准。药用动物养殖企业应满足动物种群对生态因子的需求及与生活、繁殖等相适应的条件。

2. 种质和繁殖材料 对生产中药材采用的物种的种名、亚种、变种或品种应准确鉴定和审核。对种子、菌种和繁殖材料在生产、储运过程中应实行检验和检疫制度，对动物应按习性进行药用动物的引种及驯化。加强中药材良种选育、配种工作，建立良种繁殖基地，保护药用动植物种质资源。

3. 药用植物栽培 由于植物中的化学成分受其生长环境、季节及地理位置等因素的影响，所以要根据药用植物生长发育要求，确定栽培适宜区域，并制定相应的种植规程，包括种质和繁殖材料，施肥种类、时间和数量，适时、合理灌溉和排水，田间管理，合理采用农药等。

4. 药用动物养殖 根据药用动物生存环境、食性、行为特点及对环境的适应能力等，确定相应的养殖方式和方法，制定相应的养殖规程和管理制度。

5. 采收与加工

（1）采收 野生或半野生药用动植物的采集应坚持"最大持续产量"原则，有计划地进行野生抚育、轮采与封育，以利生物的繁衍与资源的更新。根据产品质量及植物单位面积产量或动物养殖数量，并参考传统采收经验等因素确定适宜的采收时间（包括采收期、采收年限）和采收方法。所采用的采收机械、器具应保持清洁，无污染。

（2）加工 药用部分采收后，应经拣选、清洗、切制或修整等加工，需干燥的应采用适宜的办法和技术迅速干燥。鲜用药材可采用冷藏、砂藏、罐贮、生物保鲜等适宜的保鲜方法，尽可能不使用保鲜剂和防腐剂。对地道药材应按传统方法进行加工，如有改动，应提供充分试验数据。

6. 包装、运输与贮藏

（1）包装　包装前应检查并清除劣质品及异物。包装应按标准操作规程操作，并有批包装记录。包装上附有质量合格的标志，所使用的包装材料符合药材质量要求。

（2）运输　药材批量运输时，不应与其他有毒、有害、易串味物质混装。运载容器应具有较好的通气性，以保持干燥，并应有防潮措施。

（3）贮藏　药材仓库应通风、干燥、避光，必要时安装空调及除湿设备，并具有防鼠、虫、禽畜的措施。地面应整洁、无缝隙、易清洁。药材应存放在货架上，与墙壁保持足够距离，并定期检查。在应用传统贮藏方法的同时，应注意选用现代贮藏保管新技术、新设备。

7. 质量管理　生产企业应设质量管理部门，负责中药材生产全过程的监督管理和质量监控。药材包装前，质量检验部门应对每批药材，按中药材国家标准或经审核批准的中药材标准进行检验，不合格的中药材不得出厂销售。

8. 人员和设备

（1）人员　生产企业的技术负责人、质量管理部门负责人应有药学或农学、畜牧学等相关专业的大专以上学历和药材生产实践经验。从事加工、包装、检验的人员应定期进行健康检查，患有传染病、皮肤病或外伤性疾病等不得从事直接接触药材的工作。对从事中药材生产的有关人员应定期培训与考核。

（2）设备　生产企业生产和检验用的仪器、仪表、量具、衡器等其适用范围和精密度应符合生产和检验的要求，有明显的状态标志，并定期校验。

9. 文件管理　生产企业应有生产管理、质量管理等标准操作规程。每种中药材的生产全过程均应详细记录，必要时可附照片或图像。所有原始记录、生产计划及执行情况、合同及协议书等均应存档，至少保存5年。档案资料应有专人保管。

（二）GAP认证管理

2003年9月19日国家食品药品监督管理局发布了《中药材生产质量管理规范认证管理办法（试行）》，自2003年11月1日起施行。

1. GAP认证申请　申请GAP认证的中药材生产企业，填写《中药材GAP认证申请表》，向所在地省级药品监督管理部门提交相关资料。初审符合规定的，将初审意见及认证资料转报CFDA。CFDA组织对初审合格的中药材GAP认证资料进行形式审查。符合要求的予以受理，并转报CFDA食品药品审核查验中心。

2. GAP认证现场检查　现场检查时间一般安排在该品种的采收期，时间一般为3~5天，检查组成员一般由3~5名检查员组成。省级药品监督管理部门可选派1名负责中药材生产监督管理的人员作为观察员。

3. GAP认证审批　检查工作结束，将相关资料报送CFDA食品药品审核查验中心。局审核查验中心进行技术审核，符合规定的，报CFDA审批。颁发《中药材GAP证书》，并予以公告。

《中药材 GAP 证书》有效期一般为 5 年。生产企业应在《中药材 GAP 证书》有效期满前 6 个月，重新申请中药材 GAP 认证。

4. GAP 认证跟踪检查 CFDA 负责组织对取得《中药材 GAP 证书》的企业，根据品种生长特点确定检查频次和重点跟踪检查。在《中药材 GAP 证书》有效期内，省级药品监督管理部门负责每年对企业跟踪检查一次，跟踪检查情况应及时上报 CFDA。取得《中药材 GAP 证书》的企业，如发生重大质量问题或者未按照中药材 GAP 组织生产的，CFDA 将予以警告，并责令改正；情节严重的，将吊销其《中药材 GAP 证书》。

二、中药材经营管理

（一）中药材专业市场管理

国家禁止设立除中药材专业市场以外的其他药品集贸市场，在中药材专业市场内严禁下列药品进场交易：①需要经过炮制加工的中药饮片；②中成药；③化学原料药及其制剂、抗生素、生化药品、放射性药品、血清疫苗、血液制品、诊断用药和有关医疗器械；④罂粟壳，28 种毒性中药材品种；⑤国家重点保护的 42 种野生动植物药材品种（家种、家养除外）；⑥国家法律、法规明令禁止上市的其他药品。

知识链接

中药材市场简介

目前，全国中药材市场有 17 家：①安徽亳州中药材市场；②河北安国中药材市场；③河南禹州中药材市场；④江西樟树中药材市场；⑤重庆解放路中药材市场；⑥山东鄄城县舜王城药材市场；⑦广州清平中药材市场；⑧甘肃陇西中药材市场；⑨广西玉林中药材市场；⑩湖北省蕲州中药材专业市场；⑪湖南岳阳花板桥中药材市场；⑫湖南省邵东县药材专业市场；⑬广东省普宁中药材专业市场；⑭昆明菊花园中药材专业市场；⑮成都市荷花池药材专业市场；⑯西安万寿路中药材专业市场；⑰兰州市黄河中药材专业市场。其中安徽亳州中药材市场、河北安国中药材市场、河南禹州中药材市场、江西樟树中药材市场被称为"四大药都"。

（二）中药材的进出口管理

1. 药材进口的管理

（1）药材进口的申请与审批 药材进口申请包括首次进口药材申请和非首次进口药材申请。国家食品药品监督管理总局根据申请人的申请，依照法定程序和要求，对境外生产拟在中国境内销售使用的药材进行技术审评和行政审查，对符合要求的，颁发《进口药材批件》。

（2）《进口药材批件》 分一次性有效批件和多次使用批件。一次性有效批件的有效期为 1 年，多次使用批件的有效期为 2 年。《进口药材批件》编号格式为：国药材进字 + 4 位年号 + 4 位顺序号。国家食品药品监督管理总局对濒危物种药材或者首次进口药材的进口申请，颁发一次性有效批件。

2. 中药材出口的管理

（1）出口按照先国内、后国外的原则，国内中药材生产供应严重不足时应停止或减少出口，国内供应有余品种应鼓励出口。

（2）出口中药材必须经对外经济贸易部门审批，办理《出口中药材许可证》后，方可办理出口手续。

（3）目前国家对 35 种中药材出口实行审批管理，具体品种有人参、鹿茸、当归、蜂王浆（包括粉）、三七、麝香、甘草及其制品、杜仲、厚朴、黄芪、党参、黄连、半夏、茯苓、菊花、枸杞、山药、川芎、生地、贝母、金银花、白芍、白术、麦冬、天麻、大黄、冬虫夏草、牡丹皮、桔梗、延胡索、牛膝、连翘、罗汉果、牛黄。

第四节 中药饮片的管理

中药饮片的质量与中药材质量和炮制工艺密切相关，应当对中药材质量、炮制工艺严格控制；在炮制、贮存和运输过程中，应当采取措施控制污染，防止变质，避免交叉污染、混淆、差错；生产直接口服中药饮片的，应对生产环境及产品微生物进行控制。

一、中药饮片生产、经营管理的有关规定

1.《药品管理法》的规定 中药饮片必须按照国家药品标准炮制；国家药品标准没有规定的，必须按照省、自治区、直辖市药品监督管理部门制定的炮制规范炮制。省、自治区、直辖市药品监督管理部门制定的炮制规范应当报国务院药品监督管理部门备案。不符合国家药品标准或者不按照省、自治区、直辖市药品监督管理部门制定的中药饮片炮制规范炮制的，不得出厂。

2.《药品管理法实施条例》的规定 生产中药饮片，应当选用与药品质量相适应的包装材料和容器；包装不符合规定的中药饮片，一律不准销售。中药饮片包装必须印有或贴有标签。中药饮片的标签必须注明品名、规格、产地、生产企业、产品批号、生产日期，实施批准文号管理的中药饮片还必须注明药品批准文号。

3.《中药饮片包装管理办法（试行）》的规定 经营、医疗使用单位要使用包装合格的中药饮片；包装中药饮片，要根据生产中药饮片的规模、品种、类别、形态差异以及装量规格选择包装设备，合理配置；饮片称量、充填、封口、捆扎、打包，要逐步实现机械化；中药饮片的包装必须适合饮片质量的要求，方便储存、运输、使用；包装中药饮片，分别采用内包装、外包装。

4.《药品经营质量管理规范》的规定 药品经营企业购进中药材要标明产地。对中药材和中药饮片按其特性，采取干燥、降氧、熏蒸等方法养护，对在库时间较长的中

药材，应抽样送检。分装中药饮片应有符合规定的专门场所，其面积和设备应与分装要求相适应。易串味的药品、中药材、中药饮片以及危险品等应与其他药品分开存放。经营中药饮片还应划分零货称取专库（区），各库（区）应设有明显标志。

二、毒性中药饮片的管理

为进一步加强对毒性中药饮片的管理，国家先后颁布《毒性中药饮片定点管理意见》《毒性中药饮片定点生产企业验收标准》等法规。规定毒性中药饮片采用定点企业生产的办法。

1. 定点生产的原则 对于市场需求量大、毒性药材生产较多的地区定点要合理布局，相对集中，按省区确定 2 ~ 3 个定点企业；对于一些产地集中的毒性中药材品种，如朱砂、雄黄、附子等要全国集中定点生产，供全国使用。今后逐步实现以毒性中药材生产区为中心择优定点；毒性中药材的饮片定点生产企业，要符合《医疗用毒性药品管理办法》等的要求。

2. 定点企业的管理 建立健全毒性中药材饮片的各项生产管理制度，包括生产管理、质量管理、仓储管理、营销管理等；规范毒性中药材饮片的生产工艺技术管理，制定切实可行的工艺操作规程，建立批生产记录，保证生产过程的严肃性和规范性；加强包装管理，严格执行《中药饮片包装管理办法》。包装要有突出、鲜明的毒药标志。

3. 定点企业的经营 具有经营毒性中药资格的企业采购毒性中药饮片，必须从持有《毒性中药材的饮片定点生产证》的中药饮片生产企业和具有经营毒性中药资格的批发企业购进，严禁从非法渠道购进毒性中药饮片。毒性中药饮片应实行专人、专库（柜）、专账、专用衡器，双人双锁保管，做到账、货、卡相符。

第五节 中药品种保护

为了提高中药品种的质量，鼓励研究开发中药新品种，保护中药生产企业的合法权益，促进我国中药事业的发展，国务院于 1992 年颁布了《中药品种保护条例》，自 1993 年 1 月 1 日起实施。2009 年 2 月，国家食品药品监督管理局根据《条例》的有关规定，又制定并颁布实施了《中药品种保护指导原则》，对质量稳定，疗效确切的中药品种实行分级保护制度。

一、中药保护品种的范围与等级

（一）范围

适用于中国境内生产制造的中药品种，包括中成药、天然药物的提取物及其制剂和中药人工制成品。中药品种的保护范围必须是列入国家药品标准的品种。

（二）中药保护品种的等级划分

1. 中药一级保护品种 符合下列条件之一的中药品种，可以申请一级保护：

（1）对特定疾病有特殊疗效的。

（2）相当于国家一级保护野生药材物种的人工制成品。

（3）用于预防和治疗特殊疾病的。

2. 中药二级保护品种 符合下列条件之一的中药品种，可以申请二级保护：

（1）符合上述一级保护的品种或者已经解除一级保护的品种。

（2）对特定疾病有显著疗效。

（3）从天然药物中提取的有效物质及特殊制剂。

二、中药品种保护的类别

中药品种保护分为初次保护、同品种保护和延长保护三类。

1. 初次保护 指首次提出的中药品种保护申请；其他同一品种生产企业在该品种保护公告前提出的保护申请，按初次保护申请管理。

2. 同品种保护 同品种是指药品名称、剂型、处方都相同的品种；同品种保护申请是指初次保护申请品种公告后，其他同品种生产企业按规定提出的保护申请。

3. 延长保护 指中药保护品种生产企业在该品种保护期届满前按规定提出延长保护期的申请。

三、中药保护品种的保护措施

（一）中药一级保护品种的保护措施

1. 国内保密规定 中药一级保护品种的处方组成、工艺制法，在保护期限内由获得《中药保护品种证书》的生产企业和有关的药品监督管理部门、单位和个人负责保密，不得公开。负有保密责任的有关部门、企业和单位应当按照国家有关规定，建立必要的保密制度。

2. 国际转让保密规定 向国外转让中药一级保护品种的处方组成、工艺制法的，应当按照国家有关保密的规定办理。

3. 保护时间规定 一级保护品种的保护期限分别为30年、20年、10年，因特殊情况需要延长保护期限的，由生产企业在该品种保护期满前6个月，依照中药品种保护的申请办理程序申报。但是，每次延长的保护期限不得超过第一次批准时保护期限。

（二）中药二级保护品种的保护措施

中药二级保护品种保护期限为7年，在保护期满后可以延长保护期限，由生产企业在该品种保护期满前6个月，依据条例规定的程序申报。

（三）受保护中药品种的生产

1. 对生产单位的规定 除临床用药紧张的中药保护品种另有规定外，被批准保护的中药品种在保护期内仅限于已获得《中药保护品种证书》的企业生产。生产中药保护品种的企业及有关主管部门应当重视生产条件的改进，提高品种的质量。

2. 对生产单位间仲裁的规定 对已批准保护的中药品种，如果在批准前是由多家企业生产的，其中未申请《中药保护品种证书》的企业应当自公告发布之日起6个月内向国家药品监督管理部门申报，按规定提交完整的资料，经指定的药品检验机构对申报品种进行质量检验，达到国家药品标准的，经国家药品监督管理部门审批后，补发批准文件和《中药保护品种证书》；对未达到国家药品标准的，撤销该中药品种的批准文号。

四、法律责任

1. 对泄密者的处罚 违反规定，将一级保护品种的处方组成、工艺制法泄密者，对其责任人员，由所在单位或者上级机关给予行政处分，构成犯罪的，依法追究刑事责任。

2. 对擅自仿制者的处罚 对违反规定，擅自仿制和生产中药保护品种的，由县级以上药品监督管理部门以生产假药依法论处。

3. 对伪造文件者的处罚 伪造《中药保护品种证书》及有关证明文件进行生产、销售的，由县级以上药品监督管理部门没收其全部有关药品及违法所得，并可以处以有关药品正品价格3倍以下罚款，对构成犯罪的，由司法机关依法追究刑事责任。

中药品种保护侵权案

H省甲公司作为合法的药品生产企业，向国家中药保护品种管理部门国家食药监总局申请并获得了对其生产的抗癌平丸的保护，取得了国家食药监总局颁发的《中药保护品种证书》。J省乙公司无视国家禁止性法律法规的规定，生产和销售H省甲公司的中药品种，使保护期限内应当独占市场的甲公司产品受到冲击，侵害了其中药品种保护专属权利，构成侵权。依照《中华人民共和国反不正当竞争法》《中华人民共和国药品管理法》《中药品种保护条例》及《关于加强中药品种保护工作中同品种管理的通知》的规定，判决：①被告J省乙公司在其获得"抗癌平丸"同品种中药保护证书之前，停止生产和销售其产品"抗癌平丸"。②由被告J省乙公司赔偿原告H省甲公司的经济损失、利润损失及差旅费。

问题：J省乙公司为合法药品生产企业，为什么不能生产和销售抗癌平丸？

第六节 药品的知识产权保护

一、知识产权与药品知识产权

（一）知识产权的概念与特征

知识产权是对包括著作权、专利权、商标权、发明权、发现权、商业秘密、商业标记、地理标记等科学技术成果权在内的一类民事权利的统称。知识产权通常被称为无形资产，与动产、不动产并称为人类财产的三大形态。

知识产权具有无形性、法定性、专有性、地域和时间的有限性、可复制性（公开性）等特征。

（二）药品知识产权的概念与分类

药品知识产权是指一切与药品有关的发明创造和智力劳动成果的财产权。从知识产权的范围划分，药品知识产权包括专利权、商标权、商业秘密权和著作权。

二、药品专利保护

（一）药品专利权的概念

药品专利权是指药品专利权人在法定期限内对其发明创造依法享有的专有权。专利权必须由当事人提出申请，经专利行政部门审查批准才能获得。

（二）医药专利的类型

1. 医药发明专利　医药领域可授予专利权的发明分为产品发明和方法发明。主要有合成药及合成方法发明，药物制剂及制备工艺、配方发明，生化药及生物技术发明，天然药物及提取方法发明及医疗器械、设备发明等。

2. 实用新型专利　医药领域中的实用新型专利主要有某些与功能有关的药物剂型、形状、结构的改变，诊断用药的试剂盒与功能有关的形状、结构，生产药品的专用设备，某些药品的包装容器的形状、结构，某些医疗器械的新构造等。

3. 外观设计专利　医药外观设计可授予专利权的主要是药品外观或包装容器外观等，包括有形药品的新造型或其与图案、色彩的搭配与组合，新的盛放容器，富有美感和特色的说明书、容器、包装盒等。

（三）专利权人的权利与义务

1. 专利权人的权利　①享有实施其专利技术的独占性权利。②禁止他人实施其专利技术的权力。③许可他人实施其专利权的权利。④转让其专利权的权利。⑤享有在其专利产品或者该产品的包装上标明专利标记和专利号的权力。

2. 专利权人的义务　专利权人在享有权利的同时，负有实施其专利发明创造的义务和缴纳年费的义务。

（四）专利权的期限

医药发明专利权的期限为20年，实用新型专利权和外观设计专利权的期限为10年，均自申请之日起计算。

三、药品商标保护

我国《商标法》第五条规定："国家规定必须使用注册商标的商品，必须申请商标注册，未经核准注册的，不得在市场销售。"《商标法实施细则》规定："国家规定并由国家工商行政管理局公布的人用药品和烟草制品，必须使用注册商标。"由此可见，对药品实行商标保护是我国法律强制性的规定。

1. 药品商标的概念　药品商标是指能够将某生产者或经营者的药品或服务与其他生产者或经营者的药品或服务区别开来而使用的一种标记。包括文字、图形、字母、数字、三维标志以及上述诸要素的组合。

2. 药品商标权　药品商标权是指药品商标所有人依法对自己注册的商标享有的专用权，又称商标专用权。商标专用权包括专有使用权、禁止权、转让权、许可使用权。

3. 药品商标权的保护期　注册商标的有效期为 10 年，自核准注册之日起计算。注册商标有效期满，需要继续使用的，应当在期满前 6 个月内申请续展注册；在此期间未能提出申请的，可以给 6 个月的宽展期。宽展期满仍未提出申请的，注销其注册商标。每次续展注册的有效期为 10 年。

目标检测

一、单项选择题

1. GAP 的适用范围是（　　）
   A. 中药材种植的过程
   B. 中药材生产企业采集与加工中药材的全过程
   C. 中药材生产企业生产中药材（含植物、动物药）的全过程
   D. 药品生产企业生产中药饮片的全过程
   E. 中药材销售过程

2. 国家对野生药材资源实行（　　）
   A. 严禁采猎的原则　　　　　　　　B. 限量采猎的原则
   C. 保护和采猎相结合的原则　　　　D. 保护与鼓励人工种养相结合的原则
   E. 鼓励采猎的原则

3. 中药二级保护品种的保护期限是（　　）
   A. 5 年　　　　　　　　　　　　　B. 7 年
   C. 10 年　　　　　　　　　　　　 D. 15 年
   E. 20 年

4. 中药是指在中医基础理论指导下用于防病治病的药物，包括（　　）
   A. 中药饮片、中成药、民族药
   B. 中药材、中药饮片、中成药

    C. 中药材、中药饮片、民族药

    D. 中药材、中成药、民族药

    E. 中药材、中药饮片、中成药、民族药

5. 符合申请中药二级保护品种的条件是（　　）

    A. 相当于国家一级保护野生药材物种的人工制成品

    B. 相当于国家二级保护野生药材物种的人工制成品

    C. 对特定疾病有特殊疗效的中药品种

    D. 对特定疾病有显著疗效的中药品种

    E. 用于预防和治疗特殊疾病的

6. 发明专利权的期限为（　　）

    A. 10 年　　　　　　　　　　　　B. 15 年

    C. 20 年　　　　　　　　　　　　D. 25 年

    E. 30 年

二、多项选择题

1. 中药一级保护品种的保护期限为（　　）

    A. 5 年　　　　　　　　　　　　　B. 7 年

    C. 10 年　　　　　　　　　　　　D. 20 年

    E. 30 年

2. 根据《野生药材资源保护管理条例》，资源严重减少的主要常用野生药材物种包括（　　）

    A. 黄柏　　　　　　　　　　　　　B. 连翘

    C. 杜仲　　　　　　　　　　　　　D. 紫草

    E. 黄连

3. 属于二级保护的野生药材是（　　）

    A. 甘草　　　　　　　　　　　　　B. 黄连

    C. 厚朴　　　　　　　　　　　　　D. 细辛

    E. 连翘

4. 我国对毒性中药材用饮片实行（　　）

    A. 统一规划　　　　　　　　　　　B. 合理布局

    C. 集中生产　　　　　　　　　　　D. 统一管理

    E. 定点生产

三、简答题

1. 《野生药材资源保护管理条例》是如何对国家重点保护野生药材物种进行划分的？

2. 什么是 GAP，它从中药材生产的哪些环节作了规范性规定？

第九章　特殊管理药品的管理

📖 知识要点

1. 麻醉药品和精神药品的概念与品种。
2. 麻醉药品和精神药品的生产、经营、使用与储存管理。
3. 医疗用毒性药品和放射性药品的概念与品种。
4. 医疗用毒性药品和放射性药品的经营与使用管理。

第一节　特殊管理药品的概述

一、特殊管理药品的概念

根据《中华人民共和国药品管理法》的规定，国家对麻醉药品、精神药品、医疗用毒性药品及放射性药品实行特殊管理。因此，麻醉药品、精神药品、医疗用毒性药品、放射性药品是法律规定的特殊管理药品。国家对其种植、研制、生产、经营、储存、运输、进出口及使用等方面采取特殊管理措施。

二、特殊管理药品的特点

特殊管理药品的特点就是管理的特殊性。由于这四类药品除了具有一般药品的防病治病的医疗价值外，还具有特殊的药理、生理作用。如麻醉药品和精神药品在用药时能使人产生精神松弛和欣快感，出现忘我幻觉，形成强烈的心里渴求和欲望，在反复（周期或连续）用药时会形成生理依赖性和精神依赖性，如果管理与使用不当，会造成严重的人身伤害，甚至会带来严重的公共卫生和社会问题；医疗用毒性药品本身毒性剧烈，治疗剂量与中毒剂量相近，使用不当会导致中毒或死亡；放射性药品具有放射性，所放出的射线具有较强的穿透力，如掌握不好，能对人体产生放射性损害。正是从这个意义上说，国家必须对这四类药品的研制、生产、经营、使用等进行严格的管理。

三、麻醉药品和精神药品滥用的危害

药物滥用是指用药者以自身给药的方式，反复、大量地使用与医疗目的无关的有依

赖性的药物。这类药物的欣快作用能使人产生一种松弛和愉快感，而逐渐对其产生渴望感，进一步发展成为非用不可的强迫感受，陷入不能自控的境地，导致用药者发生精神紊乱，并产生一些异常行为，其后果极其严重。

我国习惯上把麻醉药品和精神药品的滥用称为"吸毒"。麻醉药品和精神药品在严格管理条件下，合理使用具有临床治疗价值，凸显药品的治疗属性。如果非治疗需求而反复觅求，即成为毒品，给个人、家庭和社会带来极大的危害。滥用者健康水平下降，人格丧失、道德沦落；为满足个人瘾癖，不惜花费大量金钱购买毒品，造成家庭衰败、破裂；甚至为了获取毒品满足瘾癖而无视国家法律，违法犯罪，危害社会。因此，必须加强麻醉药品和精神药品的管理，保证麻醉药品和精神药品的合法、安全、合理使用，防止流入非法渠道。

第二节　麻醉药品和精神药品的管理

一、麻醉药品和精神药品的概念与品种

（一）麻醉药品和精神药品的概念

麻醉药品是指连续使用后，易产生精神依赖性和生理依赖性，能成瘾癖的药品。

精神药品是指主要作用于中枢神经系统，使之兴奋或抑制，滥用或不合理使用能产生依赖性的药品。依据精神药品对人体产生依赖性的程度和危害人体健康的程度，将其分为第一类精神药品和第二类精神药品。

知识链接

麻醉药品、精神药品与毒品的区别

麻醉药品和精神药品主要用于镇痛和镇静、催眠等。前者不仅产生精神依赖性，而且产生生理依赖性；后者多数情况下只产生精神依赖性。《中华人民共和国刑法》所称的毒品，是指鸦片、二醋吗啡（海洛因）、甲基苯丙胺（冰毒）、吗啡、大麻、可卡因及国家规定管制的其他能够使人形成瘾癖的麻醉药品和精神药品。目前，毒品的种类繁多，分类方法各异。其中泛滥较广、对人类危害最大的主要有四大类：一是鸦片及其衍生物，包括吗啡、黄皮、海洛因等；二是古柯叶及其衍生物，如可卡因；三是大麻及其衍生物，主要指印度大麻中含有有毒生物碱的几个变种，其毒性大小因四氢大麻酚的含量而异；四是苯丙胺类兴奋剂，如甲基苯丙胺、"摇头丸"等。

毒品中包含了部分麻醉药品、精神药品，区别的唯一方法是使用目的不同。为了医疗目的，用于防病治病的药品为麻醉药品或精神药品；非医疗、教学、科研用的麻醉药品、精神药品为毒品。

（二）麻醉药品和精神药品的品种范围

麻醉药品和精神药品是指列入麻醉药品目录、精神药品目录的药品和其他物质。麻醉药品和精神药品目录，由国务院药品监督管理部门会同国务院公安部门、国务院卫生主管部门制定、调整并公布。国家对麻醉药品和精神药品的品种目录实行动态管理。如果上市销售但尚未列入目录的药品和其他物质或者第二类精神药品发生滥用，已经造成或者可能造成严重社会危害的，国务院药品监督管理部门应当及时会同国务院公安部门、国务院卫生主管部门将该药品和该物质列入目录或者将该第二类精神药品调整为第一类精神药品。我国现行麻醉药品目录、精神药品目录于 2013 年 11 月 11 日公布，自 2014 年 1 月 1 日起施行。目录中，收载麻醉药品 121 种，其中我国生产和使用的有 22 种；精神药品共 149 种，第一类精神药品 68 种，第二类精神药品 81 种，其中我国生产和使用的分别为 7 种和 27 种，见表 9 - 1。

表 9 - 1　我国生产和使用的麻醉药品和精神药品品种

分类	品种
麻醉药品（22 种）第一类精神药品（7 种）	可卡因、罂粟浓缩物、二氢埃托啡、地芬诺酯、芬太尼、氢可酮、氢吗啡酮、哌醋甲酯、司可巴比妥、丁丙诺啡、γ-羟丁酸、氯胺酮、三唑仑、马吲哚
第二类精神药品（27 种）	异戊巴比妥、格鲁米特、喷他佐辛、戊巴比妥、阿普唑仑、巴比妥、氯硝西泮、地西泮、艾司唑仑、氟西泮、劳拉西泮、甲丙氨酯、咪达唑仑、硝西泮、奥沙西泮、匹莫林、苯巴比妥、唑吡坦、丁丙诺啡透皮贴剂、布托啡诺及其注射剂、咖啡因、安纳咖、地佐辛及其注射剂、麦角胺咖啡因片、氨酚氢可酮片、曲马多、扎来普隆

二、麻醉药品和精神药品的种植、实验研究与生产管理

国务院药品监督管理部门根据麻醉药品和精神药品的医疗、国家储备和企业生产所需原料的需要确定需求总量，对麻醉药品药用原植物的种植、麻醉药品和精神药品的生产实行总量控制。国务院药品监督管理部门根据麻醉药品和精神药品的需求总量制定年度生产计划。

（一）麻醉药品药用原植物的种植

麻醉药品药用原植物种植企业由国务院药品监督管理部门和国务院农业主管部门共同确定，其他单位和个人不得种植麻醉药品药用原植物；种植企业应当根据年度种植计划，种植麻醉药品药用原植物；种植企业应当向国务院药品监督管理部门和国务院农业主管部门定期报告种植情况。

（二）麻醉药品和精神药品的实验研究

开展麻醉药品和精神药品实验研究活动应当具备下列条件，并经国务院药品监督管理部门批准：以医疗、科学研究或者教学为目的；有保证实验所需麻醉药品和精神药品

安全的措施和管理制度；单位及其工作人员 2 年内没有违反有关禁毒的法律、行政法规规定的行为。

麻醉药品和精神药品的实验研究单位申请相关药品批准证明文件，应当依照药品管理法的规定办理；需要转让研究成果的，应当经国务院药品监督管理部门批准。

药品研究单位在普通药品的实验研究过程中，产生本条例规定的管制品种的，应当立即停止实验研究活动，并向国务院药品监督管理部门报告。国务院药品监督管理部门应当根据情况，及时作出是否同意其继续实验研究的决定。

麻醉药品和第一类精神药品的临床试验，不得以健康人为受试对象。

（三）麻醉药品和精神药品的生产管理

1. 定点生产制度 国家对麻醉药品和精神药品实行定点生产制度。国务院药品监督管理部门根据麻醉药品和精神药品的需求总量，按照合理布局、总量控制的原则，确定麻醉药品和精神药品定点生产企业的数量和布局，并根据年度需求总量对数量和布局进行调整、公布。定点生产企业生产麻醉药品和精神药品，必须依照药品管理法的规定取得药品批准文号。未取得药品批准文号的，不得生产麻醉药品和精神药品。

2. 定点生产企业应当具备的条件 麻醉药品和精神药品的定点生产企业应当具备下列条件：①有药品生产许可证；②有麻醉药品和精神药品实验研究批准文件；③有符合规定的麻醉药品和精神药品生产设施、储存条件和相应的安全管理设施；④有通过网络实施企业安全生产管理和向药品监督管理部门报告生产信息的能力；⑤有保证麻醉药品和精神药品安全生产的管理制度；⑥有与麻醉药品和精神药品安全生产要求相适应的管理水平和经营规模；⑦麻醉药品和精神药品生产管理、质量管理部门的人员应当熟悉麻醉药品和精神药品管理及有关禁毒的法律、行政法规；⑧没有生产、销售假药、劣药或者违反有关禁毒的法律、行政法规规定的行为；⑨符合国务院药品监督管理部门公布的麻醉药品和精神药品定点生产企业数量和布局的要求。

3. 定点生产企业的审批程序 从事麻醉药品、第一类精神药品生产及第二类精神药品原料药生产的企业，经所在地省级药品监督管理部门初步审查后，由国务院药品监督管理部门批准；从事第二类精神药品制剂生产的企业，经所在地省级药品监督管理部门批准。

4. 定点生产企业的销售管理 定点生产企业只能将麻醉药品和精神药品销售给具有麻醉药品和精神药品经营资格的企业或者经批准的其他单位。

5. 专有标志管理 麻醉药品和精神药品的标签应当印有国务院药品监督管理部门规定的标志。

三、麻醉药品和精神药品的经营、储存与运输管理

（一）麻醉药品和精神药品的经营管理

1. 定点经营制度 国家对麻醉药品和精神药品实行定点经营制度。国务院药品监

督管理部门根据麻醉药品和第一类精神药品的需求总量，确定麻醉药品和第一类精神药品的定点批发企业布局，并应当根据年度需求总量对布局进行调整、公布。药品经营企业不得经营麻醉药品原料药和第一类精神药品原料药。但是供医疗、科学研究、教学使用的小包装的上述药品可以由国务院药品监督管理部门规定的药品批发企业经营。

2. 定点批发企业的开办条件　麻醉药品和精神药品定点批发企业除具备药品管理法规定的药品经营企业的开办条件外，还应当具备下列条件：①有符合规定的麻醉药品和精神药品的储存条件；②有通过网络实施企业安全管理和向药品监督管理部门报告信息的能力；③单位及其工作人员 2 年内没有违反有关禁毒的法律、行政法规规定的行为；④符合国务院药品监督管理部门公布的定点批发企业布局；⑤麻醉药品和第一类精神药品的定点批发企业，还应当具有保证供应责任区域医疗机构所需麻醉药品和第一类精神药品的能力，并具有保证麻醉药品和第一类精神药品安全经营的管理制度。

3. 定点经营企业的审批　跨省从事麻醉药品和第一类精神药品批发业务的企业（全国性批发企业），须经国务院药品监督管理部门批准；在本省行政区域内从事麻醉药品和第一类精神药品批发业务的企业（区域性批发企业），须经所在地省级药品监督管理部门批准；专门从事第二类精神药品批发业务的企业，也需要经所在地省级药品监督管理部门批准。全国性批发企业和区域性批发企业可以从事第二类精神药品批发业务。

4. 销售范围规定

（1）全国性批发企业可以向区域性批发企业，或者经医疗机构所在地省级药品监督管理部门批准，可以向取得麻醉药品和第一类精神药品使用资格的医疗机构及依照本条例规定批准的其他单位销售麻醉药品和第一类精神药品。国务院药品监督管理部门在批准全国性批发企业时，应当明确其所承担供药责任的区域。全国性批发企业应当从定点生产企业购进麻醉药品和第一类精神药品。

（2）区域性批发企业可以向本省、自治区、直辖市行政区域内取得麻醉药品和第一类精神药品使用资格的医疗机构销售麻醉药品和第一类精神药品；由于特殊地理位置的原因，需要就近向其他省、自治区、直辖市行政区域内取得麻醉药品和第一类精神药品使用资格的医疗机构销售的，须经国务院药品监督管理部门批准。省级药品监督管理部门在批准区域性批发企业时，应当明确其所承担供药责任的区域。区域性批发企业之间因医疗急需、运输困难等特殊情况需要调剂麻醉药品和第一类精神药品的，应当在调剂后 2 日内将调剂情况分别报所在地省级药品监督管理部门备案。区域性批发企业可以从全国性批发企业购进麻醉药品和第一类精神药品；经所在地省级药品监督管理部门批准，也可以从定点生产企业购进麻醉药品和第一类精神药品。第二类精神药品定点批发企业可以向医疗机构、定点批发企业和符合规定的药品零售企业销售第二类精神药品。

（3）全国性批发企业和区域性批发企业向医疗机构销售麻醉药品和第一类精神药品，应当将药品送至医疗机构。医疗机构不得自行提货。

5. 零售规定

（1）麻醉药品和第一类精神药品不得零售。禁止使用现金进行麻醉药品和精神药品交易，但是个人合法购买麻醉药品和精神药品的除外。

（2）经所在地设区的市级药品监督管理部门批准，实行统一进货、统一配送、统一管理的药品零售连锁企业可以从事第二类精神药品零售业务。第二类精神药品零售企业应当凭执业医师出具的处方，按规定剂量销售第二类精神药品，并将处方保存 2 年备查；禁止超剂量或者无处方销售第二类精神药品；不得向未成年人销售第二类精神药品。

（二）麻醉药品和精神药品的储存管理

1. 专库或专柜、双人双锁

（1）麻醉药品药用原植物种植企业、定点生产企业、全国性批发企业、区域性批发企业及国家设立的麻醉药品储存单位，应当设置专库储存麻醉药品和第一类精神药品。专库应当安装专用防盗门，实行双人双锁管理；有相应的防火设施；具有监控设施和报警装置，报警装置应当与公安机关报警系统联网。

（2）麻醉药品和第一类精神药品的使用单位，应当设立专库或者专柜储存麻醉药品和第一类精神药品。专库应当设有防盗设施并安装报警装置；专柜应当使用保险柜。专库和专柜应当实行双人双锁管理。

2. 专人负责、专用账册

（1）麻醉药品药用原植物种植企业、定点生产企业、全国性批发企业、区域性批发企业、国家设立的麻醉药品储存单位及麻醉药品和第一类精神药品的使用单位应当配备专人负责管理工作，并建立储存麻醉药品和第一类精神药品的专用账册。药品入库双人验收，出库双人复核，做到账物相符。专用账册的保存期限应当自药品有效期期满之日起不少于 5 年。

（2）第二类精神药品经营企业应当在药品库房中设立独立的专库或者专柜储存第二类精神药品，并建立专用账册，实行专人管理。专用账册的保存期限应当自药品有效期期满之日起不少于 5 年。

（三）麻醉药品和精神药品的运输管理

1. 运输管理　托运、承运和自行运输麻醉药品和精神药品的，应当采取安全保障措施，防止麻醉药品和精神药品在运输过程中被盗、被抢、丢失。通过铁路运输麻醉药品和第一类精神药品的，应当使用集装箱或者铁路行李车运输。没有铁路需要通过公路或者水路运输麻醉药品和第一类精神药品的，应当由专人负责押运。

2. 邮寄要求　需要邮寄麻醉药品和精神药品时，寄件人应当提交所在地省级药品监督管理部门出具的准予邮寄证明。邮政营业机构在查验、收存准予邮寄证明后，给予邮寄。

四、麻醉药品和精神药品的使用管理

（一）非医疗单位使用麻醉药品和精神药品的管理

1. 药品生产企业使用的管理　药品生产企业需要以麻醉药品和第一类精神药品为原料生产普通药品的，应当向所在地省级药品监督管理部门报送年度需求计划，由省级药品监督管理部门汇总报国务院药品监督管理部门批准后，向定点生产企业购买。药品生产企业需要以第二类精神药品为原料生产普通药品的，应当将年度需求计划报所在地省级药品监督管理部门，并向定点批发企业或者定点生产企业购买。

2. 非药品生产企业使用的管理　食品、食品添加剂、化妆品、油漆等非药品生产企业需要使用咖啡因作为原料的以及科学研究、教学单位需要使用麻醉药品和精神药品开展实验、教学活动的，应当经所在地省级药品监督管理部门批准，向定点批发企业或者定点生产企业购买。

（二）医疗机构使用麻醉药品和精神药品的管理

1. 《印签卡》管理　医疗机构需要使用麻醉药品和第一类精神药品的，应当经所在地设区的市级人民政府卫生主管部门批准，取得《麻醉药品、第一类精神药品购用印鉴卡》（简称印鉴卡）。医疗机构凭《印签卡》向区域性批发企业购买麻醉药品和第一类精神药品。《印签卡》有效期为 3 年，有效期满前 3 个月，医疗机构需重新向市级卫生行政部门提出申请。

2. 处方资格　医疗机构按照国务院卫生主管部门的规定，对本单位执业医师进行有关麻醉药品和精神药品使用知识的培训、考核，经考核合格的，授予麻醉药品和第一类精神药品处方资格。执业医师取得麻醉药品和第一类精神药品的处方资格后，方可在本医疗机构开具麻醉药品和第一类精神药品处方，但不得为自己开具该种处方。

3. 专用处方与调剂　执业医师应当使用专用处方开具麻醉药品和精神药品，单张处方的最大用量应当符合国务院卫生主管部门的规定。对麻醉药品和第一类精神药品处方，处方的调配人、核对人应当仔细核对，签署姓名，并予以登记。医疗机构对麻醉药品和精神药品处方进行专册登记，加强管理。麻醉药品处方至少保存 3 年，精神药品处方至少保存 2 年。

五、麻醉药品和精神药品的审批程序与监督管理

（一）审批程序

1. 规定事项的审批　申请人提出本条例规定的审批事项申请，应当提交能够证明其符合本条例规定条件的相关资料。审批部门应当自收到申请之日起 40 日内作出是否批准的决定；作出批准决定的，发给许可证明文件或者在相关许可证明文件上加注许可事项；作出不予批准决定的，应当书面说明理由。

2. 定点生产企业和定点批发企业的审批　确定定点生产企业和定点批发企业，审批部门应当在经审查符合条件的企业中，根据布局的要求，通过公平竞争的方式初步确定定点生产企业和定点批发企业，并予公布。其他符合条件的企业可以自公布之日起10日内向审批部门提出异议。审批部门应当自收到异议之日起20日内对异议进行审查，并作出是否调整的决定。

（二）监督管理

药品监督管理部门应当根据规定的职责权限，对麻醉药品药用原植物的种植以及麻醉药品和精神药品的实验研究、生产、经营、使用、储存、运输活动进行监督检查。

1. 建立监控信息网络　省级以上药品监督管理部门根据实际情况建立监控信息网络，对定点生产企业、定点批发企业和使用单位的麻醉药品和精神药品生产、进货、销售、库存、使用的数量以及流向实行实时监控，并与同级公安机关做到信息共享。

2. 滥用和安全隐患的排除措施

（1）对已经发生滥用，造成严重社会危害的麻醉药品和精神药品品种，国务院药品监督管理部门应当采取在一定期限内中止生产、经营、使用或者限定其使用范围和用途等措施。对不再作为药品使用的麻醉药品和精神药品，国务院药品监督管理部门应当撤销其药品批准文号和药品标准，并予以公布。

（2）药品监督管理部门、卫生主管部门发现生产、经营企业和使用单位的麻醉药品和精神药品管理存在安全隐患时，应当责令其立即排除或者限期排除；对有证据证明可能流入非法渠道的，应当及时采取查封、扣押的行政强制措施，在7日内作出行政处理决定，并通报同级公安机关。

（3）药品监督管理部门发现取得印鉴卡的医疗机构未依照规定购买麻醉药品和第一类精神药品时，应当及时通报同级卫生主管部门。接到通报的卫生主管部门应当立即调查处理。必要时，药品监督管理部门可以责令定点批发企业中止向该医疗机构销售麻醉药品和第一类精神药品。

3. 过期、损坏的麻醉药品和精神药品的销毁　麻醉药品和精神药品的生产、经营企业和使用单位对过期、损坏的麻醉药品和精神药品应当登记造册，提出申请销毁。由所在地县级药品监督管理部门5日内到场监督销毁。医疗机构对存放在本单位的过期、损坏麻醉药品和精神药品，应当申请卫生主管部门监督销毁。

六、法律责任

1. 麻醉药品药用原植物种植企业违反规定的处罚　麻醉药品药用原植物种植企业违反规定，有下列情形之一的，由药品监督管理部门责令限期改正，给予警告；逾期不改正的，处5万元以上10万元以下的罚款；情节严重的，取消其种植资格：①未依照麻醉药品药用原植物年度种植计划进行种植的；②未依照规定报告种植情况的；③未依照规定储存麻醉药品的。

2. 定点生产企业违反规定的处罚　定点生产企业违反规定，有下列情形之一的，由药品监督管理部门责令限期改正，给予警告，并没收违法所得和违法销售的药品；逾期不改正的，责令停产，并处 5 万元以上 10 万元以下的罚款；情节严重的，取消其定点生产资格：①未按照麻醉药品和精神药品年度生产计划安排生产的；②未依照规定向药品监督管理部门报告生产情况的；③未依照规定储存麻醉药品和精神药品，或者未依照规定建立、保存专用账册的；④未依照规定销售麻醉药品和精神药品的；⑤未依照规定销毁麻醉药品和精神药品的。

3. 定点批发企业违反规定的处罚　定点批发企业违反规定销售麻醉药品和精神药品，经营麻醉药品原料药和第一类精神药品原料药的，由药品监督管理部门责令限期改正，给予警告，并没收违法所得和违法销售的药品；逾期不改正的，责令停业，并处违法销售药品货值金额 2 倍以上 5 倍以下的罚款；情节严重的，取消其定点批发资格。

定点批发企业有下列情形之一的，由药品监督管理部门责令限期改正，给予警告；逾期不改正的，责令停业，并处 2 万元以上 5 万元以下的罚款；情节严重的，取消其定点批发资格：①未依照规定购进麻醉药品和第一类精神药品的；②未保证供药责任区域内的麻醉药品和第一类精神药品的供应的；③未对医疗机构履行送货义务的；④未依照规定报告麻醉药品和精神药品的进货、销售、库存数量以及流向的；⑤未依照规定储存麻醉药品和精神药品，或者未依照规定建立、保存专用账册的；⑥未依照规定销毁麻醉药品和精神药品的；⑦区域性批发企业之间违反本条例的规定调剂麻醉药品和第一类精神药品，或者因特殊情况调剂麻醉药品和第一类精神药品后未依照规定备案的。

4. 第二类精神药品零售企业违反规定的处罚　第二类精神药品零售企业违反规定储存、销售或者销毁第二类精神药品的，由药品监督管理部门责令限期改正，给予警告，并没收违法所得和违法销售的药品；逾期不改正的，责令停业，并处 5000 元以上 2 万元以下的罚款；情节严重的，取消其第二类精神药品零售资格。

5. 取得印鉴卡的医疗机构违反规定的处罚　取得印鉴卡的医疗机构违反规定，有下列情形之一的，由设区的市级人民政府卫生主管部门责令限期改正，给予警告；逾期不改正的，处 5000 元以上 1 万元以下的罚款；情节严重的，吊销其印鉴卡；对直接负责的主管人员和其他直接责任人员，依法给予降级、撤职、开除的处分：①未依照规定购买、储存麻醉药品和第一类精神药品的；②未依照规定保存麻醉药品和精神药品专用处方，或者未依照规定进行处方专册登记的；③未依照规定报告麻醉药品和精神药品的进货、库存、使用数量的；④紧急借用麻醉药品和第一类精神药品后未备案的；⑤未依照规定销毁麻醉药品和精神药品的。

6. 执业医师违反规定的处罚　具有麻醉药品和第一类精神药品处方资格的执业医师，违反规定开具麻醉药品和第一类精神药品处方，或者未按照临床应用指导原则的要求使用麻醉药品和第一类精神药品的，由其所在医疗机构取消其麻醉药品和第一类精神药品处方资格；造成严重后果的，由原发证部门吊销其执业证书。执业医师未按照临床应用指导原则的要求使用第二类精神药品或者未使用专用处方开具第二类精神药品，造成严重后果的，由原发证部门吊销其执业证书。

未取得麻醉药品和第一类精神药品处方资格的执业医师擅自开具麻醉药品第一类精

神药品处方，由县级以上人民政府卫生主管部门给予警告，暂停其执业活动；造成严重后果的，吊销其执业证书；构成犯罪的，依法追究刑事责任。

7. 处方调配、核对人员违反规定的处罚　处方的调配人、核对人违反规定未对麻醉药品和第一类精神药品处方进行核对，造成严重后果的，由原发证部门吊销其执业证书。

8. 对致使麻醉药品和精神药品流入非法渠道造成危害的处罚　致使麻醉药品和精神药品流入非法渠道造成危害，构成犯罪的，依法追究刑事责任；尚不构成犯罪的，由县级以上公安机关处 5 万元以上 10 万元以下的罚款；有违法所得的，没收违法所得；情节严重的，处违法所得 2 倍以上 5 倍以下的罚款；由原发证部门吊销其药品生产、经营和使用许可证明文件。

倒卖精神药品犯贩毒罪

自 2012 年 9 月起，被告人陈某在没有精神药品经营资格的情况下，陆续以每板（10 粒，0.8g，下同）9 元的价格向大亚湾区一药店的程某（另案处理）购买盐酸曲马多片。随后，陈某在购买人员未提供执业医师开具的处方的情形下，以每板 13 元的价格对外公开销售盐酸曲马多片。其中，陈某于 2013 年 6 月 5 日 15 时在大亚湾区某药店出售给吸毒人员胡某 2 板盐酸曲马多片，得款 26 元。随后，公安民警赶至该药店将陈某抓获归案，并在案发现场缴获尚未出售的盐酸曲马多片 8 板。

被告人归案后能如实供述自己的罪行，有坦白情节，依法予以从轻处罚。鉴于被告人年近 70，有悔罪表现，情节较轻，酌情从轻处罚。法院判决被告人陈某犯贩卖毒品罪，判处管制 6 个月，并处罚金 1000 元。

问题：

1. 经营精神药品有何规定？
2. 被告人为什么会判贩卖毒品罪？

第三节　医疗用毒性药品的管理

一、医疗用毒性药品的概念与品种

（一）医疗用毒性药品的概念

医疗用毒性药品（简称毒性药品）系指毒性剧烈、治疗剂量与中毒剂量相近，使用不当会致人中毒或死亡的药品。

（二）医疗用毒性药品的品种

根据我国《医疗用毒性药品管理办法》规定，医疗用毒性药品分为中药和西药两大类，其中毒性中药 28 种、毒性西药 11 种。

1. 毒性中药品种（包括药材和饮片）　砒石（红砒、白砒）、砒霜、水银、生马前子、生川乌、生草乌、生白附子、生附子、生半夏、生南星、生巴豆、斑蝥、青娘虫、红娘虫、生甘遂、生狼毒、生藤黄、生千金子、生天仙子、闹阳花、雪上一枝蒿、红升丹、白降丹、蟾酥、洋金花、红粉、轻粉、雄黄。

2. 毒性西药品种（仅指原料，不包括制剂）　去乙酰毛花苷丙、阿托品、洋地黄毒苷、氢溴酸后马托品、三氧化二砷、毛果芸香碱、升汞、水杨酸毒扁豆碱、亚砷酸钾、氢溴酸东莨菪碱、士的宁。

二、医疗用毒性药品的生产管理

（一）生产单位与生产计划

毒性药品年度生产、收购、供应和配制计划，由省级药品监督管理部门根据医疗需要制定后，下达给指定的生产、收购、供应单位，并抄报国家食品药品监督管理总局及国家中医药管理局备案。生产单位不得擅自改变生产计划自行销售。

（二）生产管理

毒性药品生产企业必须由医药专业人员负责生产、配制和质量检验，并建立严格的管理制度。严防与其他药品混杂。每次配料，必须经 2 人以上复核无误，并详细记录每次生产所用原料和成品数。经手人要签字备查。所有工具、容器要处理干净，以防污染其他药品。标示量要准确无误，包装容器要有毒药标识。

加工炮制毒性中药，必须按照《中华人民共和国药典》或者省、自治区、直辖市卫生行政部门制定的炮制规范进行。药材符合药用要求的，方可供应、配方和用于中成药生产。

生产毒性药品及其制剂，必须严格执行生产工艺操作规程，在本单位药品检验人员的监督下准确投料，并建立完整的生产记录，保存 5 年备查。在生产毒性药品过程中产生的废弃物，必须妥善处理，不得污染环境。

三、医疗用毒性药品的经营管理

（一）经营单位

毒性药品的经营单位由省级药品监督管理部门批准。其他任何单位或个人均不得从事毒性药品的收购、经营和配方活动。

（二）经营管理

收购、经营、加工和使用毒性药品的单位必须建立健全保管、验收、领发、核对等制度，严防收假、发错，严禁与其他药品混放，做到划定仓位，专柜加锁并有专人保管。

毒性药品的包装容器上必须印有清晰完整的毒性标识。在运输毒性药品过程中，应采取有效措施，防止事故发生。

四、医疗用毒性药品的使用管理

医疗单位供应和调配毒性药品，应凭医生签名的正式处方。零售药店供应和调配毒性药品，应凭盖有医生所在的医疗单位公章的正式处方。每次处方剂量不得超过 2 日极量。

调配处方时，必须认真负责，计量准确，按医嘱注明使用要求，并由配方人员及具有药师以上技术职称的复核人员签名盖章后方可发出。对处方未注明"生用"的毒性中药，应当付炮制品。如发现处方有疑问时，须经原处方医生重新审定后再行调配。处方 1 次有效，取药后处方保存 2 年备查。

科研和教学单位所需的毒性药品，必须持本单位的证明信，经单位所在地县以上药品监督管理部门批准后，供应部门方能发售。

群众自配民间单、秘、验方需用毒性中药，购买时要持有本单位或者城市街道办事处、乡（镇）人民政府的证明信，供应部门方可发售。每次购用量不得超过 2 日极量。

第四节 放射性药品的管理

一、放射性药品的概念与品种

（一）放射性药品的概念

放射性药品是指用于临床诊断或者治疗的放射性核素制剂或者其标记药物。包括裂变制品、推照制品、加速器制品、放射性同位素发生器及其配套药盒、放射免疫分析药盒等。

（二）放射性药品的品种

目前，我国使用的放射性药品主要用于诊断，即利用放射性药品对人体各脏器进行功能、代谢检查以及动态和静态体外显像，只有少量放射性药品才用于治疗各种疾病。
《中华人民共和国药典》2010 年版收载的品种有 17 种，具体品种如下：

1. 氙〔^{133}Xe〕注射液
2. 邻碘〔^{131}I〕马尿酸钠注射液
3. 枸橼酸镓〔^{67}Ga〕注射液
4. 胶体磷酸〔^{32}P〕铬注射液
5. 高锝〔^{99m}Tc〕酸钠注射液
6. 铬〔^{51}Gr〕酸钠注射液

7. 氯化亚铊〔^{201}TI〕注射液

8. 碘〔^{131}I〕化钠胶囊

9. 碘〔^{131}I〕化钠口服溶液

10. 锝〔^{99m}Tc〕亚甲基二磷酸盐注射液

11. 锝〔^{99m}Tc〕依替菲宁注射液

12. 锝〔^{99m}Tc〕植酸盐注射液

13. 锝〔^{99m}Tc〕喷替酸盐注射液

14. 锝〔^{99m}Tc〕焦磷酸盐注射液

15. 锝〔^{99m}Tc〕聚合白蛋白注射液

16. 磷〔^{32}P〕酸钠注射液

17. 磷〔^{32}P〕口服溶液

二、放射性药品的生产、经营与包装管理

（一）开办放射性药品的生产、经营企业的条件

开办放射性药品生产、经营企业，必须具备《药品管理法》规定的条件，符合国家的放射卫生防护基本标准，并履行环境影响报告的审批手续，取得《放射性药品生产企业许可证》《放射性药品经营企业许可证》。

（二）审批程序

申请《放射性药品生产企业许可证》《放射性药品经营企业许可证》的企业，应向所在地的省级药品监督管理部门申报，初审后报国家食品药品监督管理总局，经转中国核工业集团公司审查同意，国家食品药品监督管理总局审核批准后，由所在地的省级药品监督管理部门发给《放射性药品生产企业许可证》《放射性药品经营企业许可证》。许可证有效期为5年，期满前6个月，放射性药品生产、经营企业应当分别向原发证的药品监督管理部门重新提出申请办理换证手续。

（三）生产、经营与包装管理

1. 生产管理　国家根据需要对放射性药品实行合理布局，定点生产。放射性药品生产、经营企业，必须向核工业集团公司报送年度生产、经营计划，并抄报国家食品药品监督管理总局。放射性药品生产企业生产已有国家标准的放射性药品，必须经国家食品药品监督管理局征求核工业集团公司意见后审核批准，并发给批准文号。凡是改变已批准的生产工艺路线和药品标准的，生产单位必须按原报批程序经国家食品药品监督管理总局批准后方能生产。经卫生部审核批准的含有短半衰期放射性核素的药品，可以边检验边出厂，但发现质量不符合国家药品标准时，该药品的生产企业应当立即停止生产、销售，并立即通知使用单位停止使用，同时报告国家食品药品监督管理局和核工业集团公司。

2. 经营管理 放射性药品的生产、供销业务由核工业集团公司统一管理。放射性药品只能销售给获省级公安、环保和药品监督管理部门联合发给的《放射性药品使用许可证》的医疗机构。

3. 包装管理 放射性药品的包装必须安全实用，符合放射性药品质量要求，具有与放射性剂量相适应的防护装置。包装必须分内包装和外包装两部分，外包装必须贴有商标、标签、说明书和放射性药品标志，内包装必须贴有标签。标签必须注明药品品名、放射性比活度、装量。说明书还须注明生产单位、批准文号、批号、主要成分、出厂日期、放射性核素半衰期、适应证、用法、用量、禁忌证、有效期和注意事项等。

三、放射性药品的使用管理

医疗机构必须获省级公安、环保和药品监督管理部门联合发给的《放射性药品使用许可证》，才能使用放射性药品。

医疗机构设置核医学科（室），必须配备与其医疗任务相适应的并经核医学技术培训的技术人员。非核医学专业技术人员未经培训，不得从事放射性药品使用工作。

使用放射性药品的医疗机构，在研究配制放射性制剂并进行临床验证前，应当根据放射性药品的特点，提出该制剂的药理、毒性等资料，由省、自治区、直辖市药品监督管理部门批准，并报国家食品药品监督管理总局备案。该制剂只限本单位内使用。必须负责对使用的放射性药品进行临床质量检验，收集药品不良反应等项工作，并定期向所在地药品监督管理部门报告。

放射性药品使用后的废物（包括患者排出物），必须按国家有关规定妥善处置。

目标检测

一、单项选择题

1. 下列说法正确的是（　　）
   A. 毒性药品的生产计划由生产单位自行制定
   B. 毒性药品处方取药后保存 3 年备查
   C. 毒性药品的使用单位必须做到专柜加锁并有专人保管
   D. 调配处方时对处方中注明"生用"的毒性中药，应当付炮制品
   E. 生产毒性药品及其制剂的生产记录保存 3 年备查

2. 违反规定，致使麻醉药品流入非法渠道造成危害，但尚不构成犯罪的（　　）
   A. 5 年内不得提出有关麻醉药品的申请
   B. 处 5000 元以上 2 万元以下罚款
   C. 处 2 万元以上 5 万元以下罚款
   D. 处 5 万元以上 10 万元以下罚款
   E. 处药品货值金额处 2 倍以上 5 倍以下罚款

3. 按第二类精神药品管理的是 （　　）

    A. 可卡因
               B. 士的宁

    C. 异戊巴比妥
           D. 司可巴比妥

    E. 头孢氨苄

4. 医疗机构《麻醉药品第一类精神药品购用印鉴卡》的颁发机构是 （　　）

    A. 县级药品监督管理部门

    B. 设区的市级药品监督管理部门

    C. 设区的市级卫生行政部门

    D. 省级药品监督管理部门

    E. 省级卫生行政部门

5. 从事麻醉药品、第一类精神药品批发业务的区域性批发企业，须经 （　　）部门批准

    A. 卫生计生委
           B. 国家食品药品监督管理总局

    C. 省级药品监督管理部门
    D. 省级卫生厅

    E. 公安部

6. 麻醉药品和第一类精神药品的注射剂处方为 （　　），其他剂型处方不得超过 （　　）

    A. 1 次用量，2 日用量
    B. 1 次用量，3 日用量

    C. 1 次用量，1 日用量
    D. 1 次用量，4 日用量

    E. 1 日用量，3 日用量

7. 从事第二类精神药品原料药生产的企业，须经 （　　）部门批准

    A. 国家卫生与计划生育委员会
    B. 国家食品药品监督管理总局

    C. 省级药品监督管理部门
    D. 省级卫生厅

    E. 公安部

8. 医疗单位必须有使用许可证才能使用的药品是 （　　）

    A. 麻醉药品
           B. 精神药品

    C. 医疗用毒性药品
      D. 放射性药品

    E. 所有药品

9. 医疗机构调配毒性药品，每次处方剂量不得超过 （　　）

    A. 2 日剂量
           B. 3 日剂量

    C. 2 日极量
           D. 3 日极量

    E. 1 日极量

二、多项选择题

1. 国家对麻醉药品和精神药品实施 （　　）

    A. 定点生产制度
        B. 定点经营制度

    C. 备案管理制度
        D. 生产总量控制

      E. 分类管理制度

2. 标签必须印有规定专有标识的药品有 （　　）

    A. 麻醉药品　　　　　　　　　　　　B. 非处方药

    C. 精神药品　　　　　　　　　　　　D. 放射性药品

    E. 医疗用毒性药品

3. 麻醉药品连续使用后能成瘾癖，并易产生 （　　）

    A. 身体依赖性　　　　　　　　　　　B. 精神依赖性

    C. 兴奋性　　　　　　　　　　　　　D. 抑制性

    E. 药物依赖性

4. 下列属于麻醉药品的是 （　　）

    A. 阿片酊　　　　　　　　　　　　　B. 盐酸吗啡注射液

    C. 哌替啶注射液　　　　　　　　　　D. 磷酸可待因糖浆

    E. 复方樟脑酊

5. 下列有关麻醉药品和精神药品管理叙述正确的是 （　　）

    A. 企业、单位间禁止使用现金进行麻醉药品和精神药品交易

    B. 麻醉药品和第一类精神药品不得零售

    C. 批发企业向医疗机构销售麻醉药品和第一类精神药品，应当将药品送至医疗机构。

    D. 药品零售连锁企业可以从事第二类精神药品零售业务

    E. 医疗机构使用麻醉药品和精神药品须取得《印签卡》

6. 下列药品属于医疗用毒性药品的是 （　　）

    A. 阿托品　　　　　　　　　　　　　B. 氢溴酸东莨菪碱

    C. 盐酸可卡因　　　　　　　　　　　D. 生草乌

    E. 生地黄

三、简答题

1. 我国规定的特殊管理药品有哪些？为什么要对这些药品实行特殊管理？

2. 我国生产和使用的麻醉药品和精神药品各有多少种？请分别列举出 10 个常用品种。

第十章 药品价格与广告的管理

知识要点

1. 药品价格的管理形式及制定原则。
2. 药品广告的概念与特性。
3. 药品广告审查办法及审查发布标准。

第一节 药品价格的管理

一、药品价格的管理形式

我国的药品价格管理的形式有政府定价和市场调节价两种。

（一）政府定价的药品价格管理

1. 政府定价的概念 是指由政府价格主管部门或者其他有关部门，按照定价权限和范围制定的价格。对于政府定价的药品，药品零售单位（含医疗机构）可以在不突破政府制定的最高零售价格的前提下，自主确定实际销售价格。

2. 药品实行政府定价的目的和原则

（1）药品政府定价的目的 药品价格关系到国家财政、药品生产经营企业、医疗机构和消费者等多方的利益。为了维护药品市场的价格秩序，保持药品市场价格水平的相对稳定，减轻社会医疗费用负担，我国政府对部分重要药品的价格进行直接管理。

（2）药品政府定价的原则 在政府定价时，既要综合考虑国家宏观调控政策、产业政策和医药卫生政策，同时应遵循：能够弥补合理生产成本并获得合理利润的原则；反映市场供求的原则；体现药品质量和疗效差异的原则；鼓励新药研制开发的原则。

3. 政府定价的适用范围 2009年11月9日，国家发展改革委员会、卫生部及人力资源社会保障部联合发布了《改革药品和医疗服务价格形成机制的意见》。2010年3月23日，国家发展改革委员会对2005年制定的《国家发展改革委定价药品目录》进行了调整，就国家发展改革委员会及省、自治区、直辖市价格主管部门药品定价的范围做出了明确规定。

（1）国家发展改革委员会对药品定价的形式和范围　负责制定国家基本药物、国家基本医疗保障用药中的处方药及生产经营具有垄断性的特殊药品价格。纳入政府价格管理范围的药品，除国家免疫规划和计划生育药具实行政府定价，不允许企业自行调整价格外，其他药品均实行政府指导价。

（2）省、自治区、直辖市价格主管部门定价的药品范围　各省、自治区、直辖市价格主管部门根据国家统一政策，负责制定国家基本医疗保障用药中的非处方药（不含国家基本药物）、地方增补的医疗保障用药价格。非营利性医疗机构自配的药物制剂价格，由各省、自治区、直辖市根据本地实际情况确定价格管理权限、形式和内容。

（二）实行市场调节价的药品价格管理

1. 市场调节价的概念　是指由经营者自主制定，通过市场竞争形成的价格。实行市场调节价的药品，应由药品生产企业根据生产经营成本和市场供求状况制定其零售价格。

2. 药品实行市场调节价的原则　生产经营企业和医疗机构应当按照公平、合理和诚实信用、质价相符的原则制定药品价格，为用药者提供价格合理的药品。

二、药品价格的监督管理

为了适应药品价格管理需要，及时跟踪了解药品市场实际价格，提高药品价格管理的科学性和实效性，必须对药品价格进行监督管理。

（一）药品价格监测系统的组织形式

全国药品价格监测工作由国家发展改革委员会统一领导和部署，各省级价格主管部门负责本地区药品价格监测的组织工作。各级价格信息机构为药品价格监测的具体承办单位。全国的药品价格监测网由中国价格信息中心承建，其中也包括各省的药品价格监测网络。

（二）药品价格监测单位的确定

我国药品价格的监测工作实行定点、定期的报送制度。首先由各省各地的药品监测定点单位选取不少于 2 家的药品批发企业或不少于 6 家的零售药店和医疗机构。同时，定点单位应报送国家发展改革委员会备案后方可行使其职能。

（三）药品价格监督的内容

药品价格监督的内容包括药品经营单位实际购进和销售药品的价格以及招标采购药品的实际中标价格。其中包括经营单位经营的所有药品各种剂型规格的药品实际购、销价格。具体报送时间为每月的 5 日之前。药品的实际购、销价格资料一般由定点监测单位报送，招标采购药品的实际中标价格由招标采购经办机构负责向当地的价格主管部门备案，再由当地的价格主管部门向省级价格主管部门报送。

第二节 药品广告的管理

一、药品广告的概念与特性

（一）药品广告的概念

凡利用各种媒介或者形式发布的含有药品名称、适应证（功能主治）或者与药品有关的其他内容的为药品广告。

（二）药品广告的特性

1. 真实性 是指药品广告应真实客观地传播药品的有关信息，不夸大，不弄虚作假。药品广告的真实性对合理用药、安全用药十分重要。

2. 合法性 是指药品广告必须符合《药品管理法》和《广告法》等法律法规和部门规章的要求。

3. 科学性 是指药品广告的内容不能违背药学和医学的基本原理，不得含有不科学的表示功效的断言或者保证，不得利用国家机关、医药科研单位、学术机构或专家、学者、医师、患者的名义或形象进行广告宣传活动。

二、药品广告管理

（一）药品广告审查办法

为加强药品广告管理，保证药品广告的真实性和合法性，国家食品药品监督管理局和国家工商行政管理总局于 2007 年 3 月 13 日发布了新修订通过的《药品广告审查办法》，自 2007 年 5 月 1 日起施行。其主要内容如下。

1. 药品广告审查的范围 凡利用各种媒介或者形式发布的广告中含有药品名称、药品适应证（功能主治）或者与药品有关的其他内容的，应当进行审查。非处方药仅宣传药品名称（含药品通用名称和药品商品名称）的，或者处方药在指定的医学药学专业刊物上仅宣传药品名称（含药品通用名称和药品商品名称）的，无需审查。

2. 药品广告的审查及监管部门 省、自治区、直辖市食品药品监督管理局是药品广告审查机关，负责本行政区域内药品广告的审查工作。县级以上工商行政管理部门是药品广告的监督管理机关。国家食品药品监督管理总局对药品广告审查机关的药品广告审查工作进行指导和监督，对药品广告审查机关违反本办法的行为，依法予以处理。

3. 药品广告批准文号的申请人 药品广告批准文号的申请人必须是具有合法资格的药品生产企业或者药品经营企业。药品经营企业作为申请人的，必须征得药品生产企业的同意。申请人可以委托代办人代办药品广告批准文号的申办事宜。

4. 申请药品广告批准文号提交的资料 申请药品广告批准文号，应当提交《药品广告审查表》，并附与发布内容相一致的样稿（样片、样带）和药品广告申请的电子文件，同时提交以下真实、合法、有效的证明文件：

（1）申请人的《营业执照》复印件。

（2）申请人的《药品生产许可证》或者《药品经营许可证》复印件。

（3）申请人是药品经营企业的，应当提交药品生产企业同意其作为申请人的证明文件原件。

（4）代办人代为申办药品广告批准文号的，应当提交申请人的委托书原件和代办人的营业执照复印件等主体资格证明文件。

（5）药品批准证明文件（含《进口药品注册证》《医药产品注册证》）复印件、批准的说明书复印件和实际使用的标签及说明书。

（6）非处方药品广告需提交非处方药品审核登记证书复印件或相关证明文件的复印件。

（7）申请进口药品广告批准文号的，应当提供进口药品代理机构的相关资格证明文件的复印件。

（8）广告中涉及药品商品名称、注册商标、专利等内容的，应当提交相关有效证明文件的复印件以及其他确认广告内容真实性的证明文件。

5. 药品广告批准文号申请的受理　药品广告审查机关收到药品广告批准文号申请后，对申请材料齐全并符合法定要求的，发给《药品广告受理通知书》；申请材料不齐全或者不符合法定要求的，应当当场或者在5个工作日内一次告知申请人需要补正的全部内容；逾期不告知的，自收到申请材料之日起即为受理。

6. 药品广告批准文号申请的审查和批准　药品广告审查机关应当自受理之日起10个工作日内，对申请人提交的证明文件的真实性、合法性、有效性进行审查，并依法对广告内容进行审查。对审查合格的药品广告，发给药品广告批准文号；对审查不合格的药品广告，应当作出不予核发药品广告批准文号的决定，书面通知申请人并说明理由，同时告知申请人享有依法申请行政复议或者提起行政诉讼的权利。

对批准的药品广告，药品广告审查机关应当报国家食品药品监督管理总局备案，并将批准的《药品广告审查表》送同级广告监督管理机关备案。国家食品药品监督管理总局对备案中存在问题的药品广告，应当责成药品广告审查机关予以纠正。对批准的药品广告，药品监督管理部门应当及时向社会予以公布。

7. 禁止变更药品广告内容　经批准的药品广告，在发布时不得更改广告内容。药品广告内容需要改动的，应当重新申请药品广告批准文号。

8. 《药品广告审查表》的保存　广告申请人自行发布药品广告的，应当将《药品广告审查表》原件保存2年备查。广告发布者、广告经营者受广告申请人委托代理、发布药品广告的，应当查验《药品广告审查表》原件，按照审查批准的内容发布，并将该《药品广告审查表》复印件保存2年备查。

9. 药品广告复审　已经批准的药品广告有下列情形之一的，原审批的药品广告审查机关应当向申请人发出《药品广告复审通知书》，进行复审。复审期间，该药品广告可以继续发布。

（1）国家食品药品监督管理局认为药品广告审查机关批准的药品广告内容不符合规定的；

（2）省级以上广告监督管理机关提出复审建议的；

（3）药品广告审查机关认为应当复审的其他情形。

经复审，认为与法定条件不符的，收回《药品广告审查表》，原药品广告批准文号作废。

10. 药品广告批准文号的注销　有下列情形之一的，药品广告审查机关应当注销药品广告批准文号：

（1）《药品生产许可证》《药品经营许可证》被吊销的；

（2）药品批准证明文件被撤销、注销的；

（3）国家食品药品监督管理局或者省、自治区、直辖市药品监督管理部门责令停止生产、销售和使用的药品。

11. 药品广告批准文号的格式及效期　药品广告批准文号格式为"X 药广审（视）第 0000000000 号""X 药广审（声）第 0000000000 号""X 药广审（文）第 0000000000 号"。其中"X"为各省、自治区、直辖市的简称。"0"为由 10 位数字组成，前 6 位代表审查年月，后 4 位代表广告批准序号。"视""声""文"代表用于广告媒介形式的分类代号。药品广告批准文号有效期为 1 年，到期作废。

篡改广告审批内容案

国家食品药品监管局于 2007 年 6 月 6 日发布 2007 年第 1 期违法药品广告公告汇总，公告通报了青海省格拉丹东药业有限公司生产的巴桑母酥油丸、哈药集团三精千鹤制药有限公司生产的牛鲜茶、山西正元盛邦制药有限公司生产的三宝胶囊、抚顺澎健药业有限公司生产的抗骨增生片、福建南少林药业有限公司生产的降压袋泡茶 5 种产品在广告宣传中广告内容与审批内容不符，对消费者造成一定程度的误导。

问题：对上述 5 种药品广告应如何处理？

（二）药品广告审查发布标准

为了保证药品广告真实、合法、科学，国家工商行政管理总局和国家食品药品监督管理局于 2007 年 3 月 3 日发布了新修订的《药品广告审查发布标准》，自 2007 年 5 月 1 日起施行。其主要内容如下。

1. 发布药品广告应当遵守的法律法规　发布药品广告，应当遵守《广告法》《药品管理法》《药品管理法实施条例》《反不正当竞争法》及国家有关法规。

2. 不得发布广告的药品　①麻醉药品、精神药品、医疗用毒性药品、放射性药品；②医疗机构配制的制剂；③军队特需药品；④国家食品药品监督管理局依法明令停止或者禁止生产、销售和使用的药品；⑤批准试生产的药品。

3. 处方药广告的限制性规定　处方药可以在国家有关部门共同指定的医学、药学专业刊物上发布广告，但不得在大众传播媒介发布广告或者以其他方式进行以公众为对象的广告宣传。不得以赠送医学、药学专业刊物等形式向公众发布处方药广告。处方药名称与该药品的商标、生产企业字号相同的，不得使用该商标、企业字号在医学、药学专业刊物以外的媒介变相发布广告。不得以处方药名称或者以处方药名称注册的商标以及企业字号为各种活动冠名。

知识链接

发布处方药广告的医药学专业刊物

截止到 2012 年 3 月，原国家药品监督管理局、国家工商行政管理总局和新闻出版总署先后 25 次公布了《中华内科杂志》《中华外科杂志》《中华妇产科杂志》等 561 种刊物为允许发布处方药广告的医学药学专业刊物。制定的专业刊物应符合以下条件：①经国家新闻出版部门批准，具有国内统一刊号（CN）。②由医药卫生科研教育机构、学术团体等专业部门主办；③以医药卫生专业技术人员、管理人员为主要读者对象。

4. 药品广告内容　药品广告内容涉及药品适应证或者功能主治、药理作用等内容的宣传，应当以国务院食品药品监督管理部门批准的说明书为准，不得进行扩大或者恶意隐瞒的宣传，不得含有说明书以外的理论、观点等内容。

（1）药品广告中有关药品功能疗效的宣传应当科学准确，不得出现的情形包括：①含有不科学的表示功效的断言或者保证的。②说明治愈率或者有效率的。③与其他药品的功效和安全性进行比较的。④违反科学规律，明示或者暗示包治百病、适应所有症状的。⑤含有"安全无毒副作用""毒副作用小"等内容的；含有明示或者暗示中成药为"天然"药品，因而安全性有保证等内容的。⑥含有明示或者暗示该药品为正常生活和治疗病证所必需等内容的。⑦含有明示或暗示服用该药能应对现代紧张生活和升学、考试等需要，能够帮助提高成绩、使精力旺盛、增强竞争力、增高、益智等内容的。⑧其他不科学的用语或者表示，如"最新技术""最高科学""最先进制法"等。

（2）药品广告应当宣传和引导公众合理用药，不得直接或者间接怂恿任意、过量地购买和使用药品，不得含有的内容包括：①含有不科学的表述或者使用不恰当的表现形式，引起公众对所处健康状况和所患疾病产生不必要的担忧和恐惧，或者使公众误解不使用该药品会患某种疾病或加重病情的；②含有免费治疗、免费赠送、有奖销售、以药品作为礼品或者奖品等促销药品内容的；③含有"家庭必备"或者类似内容的；④含有"无效退款""保险公司保险"等保证内容的；⑤含有评比、排序、推荐、指定、选用、获奖等综合性评价内容的。

（3）药品广告中禁止性的规定包括：①药品广告不得含有利用医药科研单位、学术机构、医疗机构或者专家、医生、患者的名义和形象作证明的内容。②药品广告不得使用国家机关和国家机关工作人员的名义。③药品广告不得含有军队单位或者军队人员的名义、形象。不得利用军队装备、设施从事药品广告宣传。④药品广告不得含有涉及公共信息、公共事件或其他与公共利益相关联的内容，如各类疾病信息、经济社会发展成果或医药科学以外的科技成果。⑤药品广告不得在未成年人出版物和广播电视频道、节目、栏目上发布。⑥不得以儿童为诉求对象，不得以儿童名义介绍药品。⑦药品广告不得含有医疗机构的名称、地址、联系办法、诊疗项目、诊疗方法以及有关义诊、医疗（热线）咨询、开设特约门诊等医疗服务的内容。

舒泌通片发布违法广告

2013 年 4 月，某省食品药品监督管理局在广告监测中发现，某电视台新闻频道发布的药品舒泌通片广告中，宣传"彝族先祖留下的千年秘方，一盒见效"，"三个疗程让您拥有健康的前列腺"，还请多名患者讲述使用效果，指出"纯天然无毒副作用"。

问题：该广告中有哪些违法情形？

目标检测

一、单项选择题

1. 《药品广告审查办法》规定，药品广告审查机关是（　　）
   A. 国家食品药品监督管理总局
   B. 省、自治区、直辖市药品监督管理部门
   C. 县级以上药品监督管理部
   D. 县级以上工商行政管理部门
   E. 省、自治区、直辖市工商行政管理部门

2. 《药品广告审查办法》规定，药品广告的监督管理机关是（　　）
   A. 省、自治区、直辖市药品监督管理部门
   B. 县级以上药品监督管理部门
   C. 国家工商行政管理部门
   D. 省、自治区、直辖市工商行政管理部门
   E. 县级以上工商行政管理部门

3. 广告申请人自行发布药品广告的，应当将《药品广告审查表》原件保存（　　）
   A. 6 个月备查　　　　　　　　　　B. 1 年备查
   C. 2 年备查　　　　　　　　　　　D. 3 年备查
   E. 5 年备查

4. 不得发布广告的药品是（　　）

    A. 医疗保险药品   B. 非处方药

    C. 处方药   D. 外用药

    E. 医疗机构制剂

5. 由经营者自主制定，通过市场竞争形成的价格是（　　）

    A. 政府定价   B. 政府指导价

    C. 市场调节价   D. 集中招标采购价

    E. 竞争价

6. 依据《药品广告审查办法》，申请药品广告批准文号（　　）

    A. 应当向进口药品代理机构所在地市级药品监督管理部门提出

    B. 应当向药品生产企业所在地的市级药品监督管理部门提出

    C. 应当向药品生产企业所在地的省级药品监督管理部门提出

    D. 进口药品应当向国家药品监督管理部门提出

    E. 应当向药品广告发布地的省级药品监督管理部门提出

7. 根据《药品广告审查办法》规定，药品广告批准文号的格式错误的是（　　）

    A. 津药广审（视）第 2010030888 号

    B. 豫药广审（视）第 2010030888 号

    C. 鄂药广审（文）第 2012030888 号

    D. 国药广审（文）第 2010030888 号

    E. 京药广审（声）第 2010030888 号

8. 《药品广告审查发布标准》规定，可以发布广告的药品包括（　　）

    A. 特殊管理药品   B. 试生产药品

    C. 医疗机构制剂   D. 抗生素

    E. 军队特需药品

9. 《药品广告审查发布标准》规定，药品广告合理用药宣传可以含有的内容是（　　）

    A. 免费治疗   B. 以药品作为礼品或者奖品

    C. 获奖   D. 家庭必备

    E. 不良反应

10. 只能在国务院卫生行政主管部门和 CFDA 共同指定的医学、药学专业刊物上发布广告的药品是（　　）

    A. 医疗保险药品   B. 非处方药

    C. 处方药   D. 外用药

    E. 医疗机构制剂

二、多项选择题

1. 依据《药品广告审查办法》，有关药品广告批准文号的申请人可以是（　　）

    A. 具有合法资格的药品生产企业   B. 医疗机构

    C. 代办人　　　　　　　　　　D. 国外药品生产企业

    E. 具有合法资格的药品经营企业

2. 目前我国药品价格管理的形式包括（　　）

    A. 市场调节价　　　　　　　　B. 最高零售价

    C. 政府定价　　　　　　　　　D. 政府指导价

    E. 政府采购价

三、简答题

1. 我国药品价格管理的形式有哪些？它们的定价原则分别是什么？

2. 我国药品价格主管部门加强药品价格管理的措施有哪些？

3. 根据我国法律法规的规定哪些药品不允许进行广告？

4. 药品广告的审查依据有哪些？

第十一章 药学技术人员管理

知识要点

1. 药师与执业药师的概念与职责。
2. 药学职业道德规范与要求。

第一节 药学技术人员

一、药学技术人员的概念

药学技术人员是指取得药学类专业学历，依法经过国家有关部门考试合格，取得专业技术职务证书或执业药师资格，遵循药事法规和职业道德规范，从事与药品的生产、经营、使用、科研、检验和管理有关实践活动的技术人员。包括药师、执业药师、临床药师等。

二、药师

（一）药师的概念

我国《辞海》中药师的概念为"指受过高等药学教育或在医疗预防机构、药事机构和制药企业从事药品调剂、制备、检定和生产等工作并经卫生部门审查合格的高级药学人员"；美国的韦氏词典中药师的概念为"从事药房工作的个人"；美国《药房法》中药师的概念为"指州药房理事会正式发给执照并准予从事药房工作的个人"；英国将药师定义为"被批准制备和销售药品和医药品的人"。各国对药师的概念虽有不同，但概括起来广义的药师是指具有药学专业学历，在药学领域从事药品的生产、经营、使用、科研、检验和管理等有关工作的人员。

（二）药师的类型

1. 根据从事的专业可分为西药师、中药师。
2. 根据专业技术职务可分为（中）药士、（中）药师、主管（中）药师、副主任

（中）药师、主任（中）药师。

3. 根据工作性质可分为药物科研部门药师、药品生产企业药师、药品经营企业药师、医疗机构药房药师、临床药师、药品监督管理部门药师等。

4. 根据是否依法注册可分为执业药师、药师。

（三）药师的职责

1. 药品生产企业药师的职责 制定生产计划，保证药品供应；制定药品生产工艺规程、岗位操作法、标准操作规程等生产管理文件并严格实施，保证生产合格药品，实施 GMP；依据药品标准，承担药品检验、质量控制、质量管理工作，对药品质量负责；考察药品的稳定性，确定物料的贮存期、药品的有效期；从事新产品的研制、质量标准制定及申报工作；监测和报告药品不良反应；正确宣传和合法销售所生产的药品。

2. 药品批发企业药师的职责 制定质量方针、质量目标，实施 GSP；参与编制药品购进计划，负责进货企业资格审定；负责首营品种和首营企业的审核；负责购进药品验收、检验、质量复核及质量查询工作；指导药品保管人员和养护人员对药品进行合理储存和养护；建立所经营药品的质量档案；正确宣传和合法销售所经营的药品，作好药品不良反应监测和报告工作。

3. 药品零售企业药师的职责 提供用药咨询服务，对药品的购买使用进行指导；负责处方的审核和监督调配处方药；负责所经营药品的分类管理的实施；负责药品验收，指导药品保管和养护工作；制定企业的质量管理制度，实施 GSP。

4. 医疗机构药师的职责 制定药品采购计划，科学、合理采购药品，保障供应；负责处方的审核和监督调配处方；承担院内制剂的生产、检验、质量管理工作；参与制定本院基本用药目录、处方手册、药物制剂工艺操作规程、质量管理制度；结合临床开展治疗药物监测、新药试验和药品疗效评价工作，开展药品不良反应监测和报告工作；提供用药咨询与信息，指导患者合理用药；负责麻醉药品、精神药品、医疗用毒性药品、贵重药品的保管、调剂、登记工作。

5. 临床药师的职责 深入临床了解药物应用情况，对药物临床应用提出改进意见；参与查房和会诊，参加危重患者的救治和病案讨论，对药物治疗提出建议；进行治疗药物监测，设计个体化给药方案；指导护士做好药品请领、保管和正确使用工作；协助临床医师做好新药上市后临床观察，收集、整理、分析、反馈药物安全信息；提供有关药物咨询服务，宣传合理用药知识；结合临床用药，开展药物评价和药物利用研究。

6. 药物研究机构药师的职责 确定药品的理化性质和剂型；研究处方和生产工艺；改进现有处方和生产过程；评价新辅料如赋形剂、溶剂、防腐剂等在药物剂型中潜在的价值；进入临床试验新药的制备、包装和质量控制；新药的稳定性研究，并提出贮藏条件要求；研究确定新药的包装材料；研究新药质量标准。

7. 管理部门药师的职责 执行国家医药政策和药事管理的法律法规；监督管理药品的研制、生产、经营、使用及监督管理等领域中的药学技术人员、药事组织和药品质量，确保公众的健康利益，保障药学事业正常有序地发展。

三、执业药师

1999年，人事部、国家药品监督管理局修订印发了《执业药师资格制度暂行规定》《执业药师资格考试实施办法》《执业药师注册管理暂行办法》，统一了执业药师的管理，明确了执业药师的执业领域为药品的生产、经营和使用单位。

（一）执业药师的概念

执业药师是指经全国统一考试合格，取得《执业药师资格证书》并经注册登记，在药品生产、经营、使用单位中执业的药学技术人员。

知识链接

职业资格

职业资格是对从事某一职业所必需的学术、技术、能力的基本要求。职业资格包括从业资格和执业资格。从业资格是指从事某一专业（工种）资格的起点标准，如会计从业资格、人身保险从业资格等；执业资格是指政府对某些责任较大、社会通用性强、关系公共利益的行业实行准入控制，是依法独立开业或从事某一特定专业的学识、技术、能力的必备标准。目前我国已对20余种职业实行了执业资格管理，如执业医师、执业药师、注册建筑师、注册会计师等。

（二）执业药师资格考试

执业药师资格考试属于职业资格准入考试，实行全国统一大纲、统一命题、统一组织的考试制度。一般每年10月份举行1次。

1. 报考条件　凡中华人民共和国公民和获准在我国境内就业的其他国籍的人员符合规定条件的，均可申请参加执业药师资格考试。

（1）专业要求　具有药学、中药学或相关专业中专以上（含中专）学历，相关专业是指化学专业、医学专业、生物学专业。

（2）工作年限要求　中专学历的人员要求从事药学或中药学专业工作满7年；大专学历的人员要求从事药学或中药学专业工作满5年；大学本科学历的人员要求从事药学或中药学专业工作满3年；第二学士学位、研究生班结业或取得硕士学位的人员要求从事药学或中药学专业工作满1年；博士学位的人员可直接申请参加考试。

2. 考试科目

（1）中药专业技术人员考试科目　中药专业知识（一）、中药专业知识（二）、药事管理与法规、综合知识与技能。

（2）药学专业技术人员考试科目　药学专业知识（一）、药学专业知识（二）、药事管理与法规、综合知识与技能。

3. 考试周期 各科考试成绩有效期为两个考试年度，即参加全部科目考试的人员须在连续两个考试年度内通过全部科目的考试。

4. 执业药师资格的获得 考试合格者，由各省、自治区、直辖市人力资源和社会保障部（简称人社部）颁发人社部统一印制、人社部与国家食品药品监督管理总局用印的中华人民共和国《执业药师资格证书》。证书在全国范围内有效。

（三）执业药师注册

执业药师资格实行注册制度。持有《执业药师资格证书》的人员，经向注册机构申请注册并取得《执业药师注册证》后，方可以执业药师身份执业。执业药师按照执业类别、执业范围、执业地区注册。执业类别为药学类、中药学类；执业范围为药品生产、药品经营、药品使用单位；执业地区为省、自治区、直辖市。执业药师只能在一个执业药师注册机构注册，在一个执业单位按照注册的执业类别、执业范围执业。执业药师变更执业地区、执业范围应及时办理变更注册手续。

执业药师注册有效期为 3 年。持证者须在有效期满前 3 个月到原注册机构申请办理再次注册手续。超过期限，不办理再次注册手续的人员，其《执业药师注册证》自动失效，并不能再以执业药师身份执业。再次注册必须提交执业药师继续教育学分证明。

（四）执业药师继续教育

执业药师必须接受继续教育。继续教育的目的是不断更新知识，掌握最新医药信息，不断提高依法执业能力和业务水平。国家食品药品监督管理总局负责制定执业药师继续教育管理办法，组织拟定、审批继续教育内容。各省、自治区、直辖市食品药品监督管理局负责本地区执业药师继续教育的实施工作。国家食品药品监督管理总局批准的执业药师培训机构承担执业药师的继续教育工作。

执业药师继续教育实行学分制，具有执业药师资格的人员每年参加继续教育获取的学分不得少于 15 学分，注册期 3 年内累计不少于 45 学分。

（五）执业药师的职责

1. 执业药师必须遵守职业道德，忠于职守，以对药品质量负责、保证人民用药安全有效为基本准则。

2. 执业药师必须严格执行《药品管理法》及相关法规、政策，对违法行为或决定，有责任提出劝告制止、拒绝执行并向上级报告。

3. 执业药师在执业范围内负责对药品质量的监督和管理，参与制定、实施药品全面质量管理及对本单位违反规定的处理。

4. 执业药师负责处方的审核及监督调配，提供用药咨询与信息，指导合理用药，开展治疗药物的监测及药品疗效的评价等临床药学工作。

第二节　药学职业道德

一、药学职业道德的基本原则

药学职业道德是药学在漫长的发展过程中逐渐形成的调节药学人员与患者、社会、其他专业人员之间关系，处理药学实践工作中各种矛盾的一种特殊的行为准则与规范。

药学职业道德的基本原则是调整药学人员与服务对象之间、社会之间、医生之间及同仁之间等人际关系必须遵循的根本指导性原则。可以概括为：保证药品质量、保障公众用药安全、维护公众用药的合法权益，实行社会主义人道主义，全心全意为公众健康服务。

二、药学职业道德规范

（一）药学职业道德规范的概念

药学职业道德规范指药学人员在从事药学工作中应遵守的道德原则和道德标准，是社会对药学人员道德行为的基本要求，是药学职业道德的具体体现。

（二）药学职业道德规范的基本内容

1. 药学人员与服务对象的职业道德规范

（1）药学人员必须把患者的生命安全和健康利益放在首位。药学人员应全心全意为患者着想，科学指导用药，提供最佳的药品和药学服务质量。保证患者用药安全、有效、经济，竭尽全力为患者解除病痛。

（2）药学人员要维护用药者的合法权益。药学人员要公平对待所有的患者，不得有任何歧视性或其他不道德行为，为患者保守秘密，不得无故泄露。

（3）药学人员应努力学习，钻研业务技术，不断更新知识，提高业务技术能力。

2. 药学人员与同事之间的职业道德规范

（1）药学人员应尊重同行，公平竞争，共同提高职业水平。不应诋毁、损害其他药学技术人员的威信和声誉。

（2）药学人员应加强与医护人员的联系，保持良好的沟通、交流与合作，积极参与用药方案的制订、修订过程，提供专业的、负责的药学支持。药学人员应与医护人员相互理解、密切配合，建立和谐的工作关系。发生责任事故时应分清责任，不得相互推诿。

3. 药学人员与社会的职业道德规范

（1）药学人员应维护其职业的高尚和荣誉，应自觉贯彻药品管理法律法规，遵守职业道德规范。应维护职业声誉，遵守社会公德，提高职业道德修养。

（2）药学人员应积极主动参加社会公益活动，大力宣传和普及安全用药知识和保健知识。

（3）药学人员应当遵守行业竞争规范，自觉维护执业秩序，应对涉及药学领域内不道德的行为和败坏职业荣誉的行为进行揭露和抵制。

中国执业药师职业道德准则

1. 救死扶伤，不辱使命 执业药师应当将患者及公众的身体健康和生命安全放在首位，以我们的专业知识、技能和良知，尽心尽职尽责为患者及公众提供药品和药学服务。

2. 尊重患者，平等相待 执业药师应当尊重患者或者消费者的价值观、知情权、自主权、隐私权，对待患者或者消费者应不分年龄、性别、民族、信仰、职业、地位、贫富，一律平等相待。

3. 依法执业，质量第一 执业药师应当遵守药品管理法律、法规，恪守职业道德，依法独立执业，确保药品质量和药学服务质量，科学指导用药，保证公众用药安全、有效、经济、合理。

4. 进德修业，珍视声誉 执业药师应当不断学习新知识、新技术，加强道德修养，提高专业水平和执业能力；知荣明耻，正直清廉，自觉抵制不道德行为和违法行为，努力维护职业声誉。

5. 尊重同仁，密切协作 执业药师应当与同仁和医护人员相互理解，相互信任，以诚相待，密切配合，建立和谐的工作关系，共同为药学事业的发展和人类的健康奉献力量。

三、药学领域中的职业道德要求

（一）药品生产领域中的职业道德要求

药品生产领域中的职业道德要求是指从事药品生产的管理人员、技术人员和广大工人在生产和工作中的行为准则和道德规范，是调整药品生产过程中各种利益矛盾的原则和规范的总和。

1. 保证生产 药品生产应把社会效益放在突出的位置，急患者之所急，想患者之所想，保证药品生产供应，及时提供社会所需要的药品。

2. 质量第一 药品质量关系到公众的生命安全，必须坚持质量第一原则，药品生产的全过程必须严格实施 GMP，这既是法律责任，也是职业道德的根本要求。

3. 保护环境 环境保护是药品生产者不可推卸的社会责任，保护环境就是保护药品生产者自身的健康，不能对环境造成污染而影响公众的健康安全。

4. 规范包装 药品包装和所附说明书中的内容应实事求是，并应印制相应的警示语和忠告语。任何夸大药品疗效或适应证、隐瞒药品不良反应的行为都是不道德的，也是违法的。

（二）药品流通领域中的职业道德要求

药品流通领域中的职业道德是调整药品购进、储存、保管、销售、使用等方面关系的道德规范。

1. 诚实守信，确保药品质量 药品经营必须把药品质量放在首位，不夸大药效，不虚高定价，不销售假劣药品。

2. 依法经营，合理销售 药品经营必须按照批准的范围和方式进行，在药品的购进、储存、销售、运输等环节必须严格按照 GSP 进行管理，确保安全有效的药品到达消费者手中。

3. 指导用药，做好药学服务 药品零售企业应严格自觉地按照药品分类管理的规定销售药品，配备好执业药师；做好用药指导；收集并记录药品不良反应，建立不良反应报告制度和台账，并按规定上报。

（三）药品调剂中的职业道德要求

1. 精心调剂，耐心指导 在调剂药品时要认真负责，准确无误调配。发药时要耐心细致地进行用药指导。

2. 维护患者利益，提高生命质量 在医院药学服务过程中，要始终以患者为本，维护患者利益，全心全意为患者服务。对药品的不良反应，特别是新药临床应用要高度关注，使药品在使用中的危害尽可能降至最低限度。

目标检测

一、单项选择题

1. 根据专业技术职务可将药师分为 （　　）
   A. 药士、药师、主管药师、副主任药师、主任药师
   B. 药师、执业药师
   C. 药师、主管药师、执业药师
   D. 药师、执业药师、临床药师
   E. 药师、主管药师、主任药师

2. 执业药师资格考试属于 （　　）
   A. 职业资格准入考试　　　　　　　　B. 执业资格准入考试
   C. 药师资格准入考试　　　　　　　　D. 中级职称资格考试
   E. 高级职称资格考试

3. 到"十二五"末，所有零售药店法人或主要管理者必须具备 （　　）
   A. 药师资格　　　　　　　　　　　　B. 主管药师资格

C. 执业药师资格　　　　　　　D. 临床药师

E. 药师或执业药师

4. 根据《执业药师资格制度暂行规定》，执业药师注册有效期是（　　）

A. 1 年　　　　　　　　　　　B. 2 年

C. 3 年　　　　　　　　　　　D. 4 年

E. 5 年

二、多项选择题

1. 药品生产部门药师的主要功能（　　）

A. 质量保证　　　　　　　　　B. 质量控制

C. 保证生产　　　　　　　　　D. 追踪调查

E. 合理储运药品

2. 药学职业道德基本原则的内容是（　　）

A. 保证药品质量

B. 保障公众用药安全

C. 维护公众用药的合法权益

D. 实行社会主义人道主义

E. 全心全意为公众健康服务

三、简答题

1. 执业药师依法执业应具备哪些条件？

2. 简述药品经营的职业道德要求。

实　训

实训一　解读药品标签和说明书中的信息

一、实训目的

通过实训，使学生熟悉药品标签和说明书的内容，培养学生读取信息、分析信息和综合归纳能力，了解用药常识，学会安全用药。

二、实训内容

收集各类药品［处方药、非处方药（甲类、乙类）、化学药品、中成药等］的标签和说明书，解读其中所包含的信息。

三、实训步骤

1. 实训之前将学生分组，每组 6 ~ 8 人，注意小组成员性别、学习状况、性格特征等和合理搭配。

2. 各小组学生分工收集各类药品的标签和说明书。

3. 各小组学生仔细观察、讨论各类药品标签和说明书中的信息，解读信息的类别和含义，并列表归纳各种信息。

4. 各小组选代表在课堂上做小组汇报，展示学习成果。

5. 教师进行点评总结。

四、实训评价

根据各小组对标签和说明书中信息解读的汇报进行成绩评定。

实训二　药品生产管理

一、实训目的

通过实训，使学生掌握 GMP 及药品生产管理的相关知识，培养学生收集信息、分析信息以及利用法规解决问题的能力，了解药学人员的职业道德规范。

二、实训内容

1. 收集与 GMP 及药品生产管理相关的信息、案例。
2. 组织进行案例分析、讨论。

三、实训步骤

【内容一】

1. 根据实际情况将学生分组，每组 5~8 人。
2. 小组成员按照分工收集 GMP 及药品生产管理相关的信息、报道或案例（可通过查阅网站或相关的书籍、文献来搜集信息）。
3. 将搜集的信息进行汇总，组织小组成员进行讨论、分析和总结。
4. 根据讨论、总结的结果，完成 1 份分析报告。
5. 每组选派代表在规定的时间内讲解本小组的分析报告。

【内容二】

教师可根据学生搜集的典型信息和案例，组织全班再进行讨论、分析，引导学生提出问题，并找出问题的答案。以"齐二药事件"为例，进行讨论、分析，以做参考。

1. 事件简介 2006 年 4 月，广州市中山大学附属第三医院有患者先后出现急性肾功能衰竭症状。院方通过排查，怀疑齐齐哈尔第二制药有限公司（以下简称齐二药）生产的亮菌甲素注射液可能有问题，按照相关规定进行了上报。经调查，事故发生的原因是齐二药采购员擅自从不法途径采购二甘醇来代替生产亮菌甲素注射液所需要的溶剂丙二醇，致使假冒辅料投入生产，制造出毒药亮菌甲素注射液并投入市场，最终导致 13 人死亡、部分受害人肾毒害的惨剧。

2. 本事件的处理结果 黑龙江省食品药品监督管理局吊销齐二药《药品生产许可证》；齐二药法定代表人向某、不法商人王某等 10 人移交司法机关处理；齐齐哈尔市副市长任某、黑龙江省药监局副局长陈某等 11 人受党纪政纪处分。江苏泰州市中级人民法院（二审）判处非法商人王某无期徒刑，剥夺政治权利终身。广州市天河区人民法院对齐二药民事索赔系列案作出一审宣判，11 名原告共获赔 3508247.46 万元。

3. 案情分析 高浓度的二甘醇为何出现在齐二药的亮菌甲素注射液里呢？在该药品的生产过程中违反了 GMP 的哪些要求？该药品属于假药，判断依据是什么？对涉案人员应作出的处罚是依据《药品管理法》的哪些规定？

四、实训评价

1. 各组根据自己搜集的信息，提交 1 份 GMP 及药品生产管理有关的简报。要求用 A3 纸设计，内容准确，观点独特，设计新颖，科学规范。
2. 案例分析中，各组成员均可踊跃发言，表达自己的观点，教师根据其表现进行打分。

实训三　药品零售企业的 GSP 认证

一、实训目的

通过对药品零售企业的参观学习及与药品零售企业管理人员的交流学习，使学生了解《药品经营质量管理规范》对药品零售企业的具体要求及药品零售企业 GSP 的认证程序。

二、实训内容

1. 《药品经营质量管理规范》对药品零售企业的具体要求。
2. 药品零售企业 GSP 认证的程序。

三、实训步骤

1. 实训之前将学生分组，每组 6 ~ 8 人，注意小组成员性别、学习状况、性格特征等和合理搭配和分工。
2. 查阅新版《药品经营质量管理规范》原文，详细了解 GSP 对药品零售企业质量管理的具体要求。
3. 认真学习 GSP 认证管理中关于 GSP 认证程序的内容，熟悉 GSP 认证程序。
4. 从国家食品药品监督管理总局网站上下载《药品经营质量管理规范现场检查指导原则》，了解 GSP 的检查项目、检查内容及合格结果的判定。
5. 从国家食品药品监督管理总局的网站下载《药品经营质量管理规范认证申请书》《企业负责人员和质量管理人员情况表》《企业药品验收、养护人员情况表》《企业经营场所、仓储、验收养护等设施、设备情况表》和《企业药品经营质量管理制度目录》等相关表格，并学会填写。
6. 组织学生到学校附近的药品零售企业进行参观学习，并与药品零售企业管理人员进行沟通交流学习，了解《药品经营质量管理规范》对药品零售企业的具体要求及药品零售企业 GSP 的认证程序。
7. 以小组为单位进行药品 GSP 认证申报材料准备，材料包括《药品经营许可证》《营业执照》复印件；企业实施《药品经营质量管理规范》情况的自查报告；企业非违规经销假劣药品问题的说明及有效的证明文件；企业质量管理组织、机构的设置与职能框图；企业经营场所和仓库的平面布局图等。
8. 填写 GSP 认证所需的相关表格。
9. 组织学生进行角色扮演，3 人作为检查人员，其他人员作为企业申报人员，模拟进行初审及 GSP 认证。

四、实训评价

根据提交的《药品经营质量管理规范认证申请书》等相关表格填写情况、申报材料准备情况及角色扮演情况进行质量评定。

实训四　参观医院药学部

一、实训目的

1. 了解当地医院药学部的组织机构设置、人员及设施配备、人员职责。
2. 熟悉医院药学部各部门的工作环境及调剂、制剂、药品存储的工作流程。
3. 了解医疗机构药事管理的有关法律法规和规章制度。

二、实训内容

参观医院药学部的调剂科、制剂科和药品科，听药学部负责人介绍药学部大致情况。

三、实训步骤

将前往医院药学部参观的学生分成两部分，一部分听讲座，一部分参观，完成任务后再进行交叉学习。

1. 讲座　请医院药学部负责人介绍药学部概况，医疗机构药事管理的有关法律法规和规章制度。了解当地医院药学部的组织机构设置、人员及设施配备、不同技术职称人员职责和晋级要求。

2. 参观　将学生分成 3 组，由药学部 3 名老师分别带领参观以下部门并进行讲解。

（1）**参观调剂部门**　前往门诊调剂室、住院调剂室，由带队老师进行讲解的同时认真观察调剂工作环境和工作流程，比较异同点。

（2）**参观制剂部门**　前往普通制剂室、中药制剂室、灭菌制剂室，由带队老师进行讲解的同时认真观察不同制剂室布局及异同点，并仔细观察不同类型制剂的生产过程。

（3）**参观药库**　前往药库参观，由带队老师介绍药库的环境要求和药品分类存储的条件，同时认真观察药品摆放规律和药品入库、出库程序。

四、实训评价

1. 分别写出你观察到的门诊调剂流程和住院调剂流程。
2. 门诊调剂室和住院调剂室的环境异同点是什么？
3. 普通制剂室和灭菌制剂室在布局和环境要求上有什么不同？
4. 药品是按哪种分类方式进行储存的？并写出你观察到的药品出库程序。

根据学生回答以上问题的正确程度给出评价结果。

主要参考书目

[1] 杨世民．药事管理与法规．第2版．北京：人民卫生出版社，2013.

[2] 王克荣．药事法规与管理．北京：中国中医药出版社，2013.

[3] 周铁文，潘松年．药事管理与法规．第2版．北京：人民卫生出版社，2014.

[4] 吴海侠．药事管理与法规．北京：科学出版社，2010.

[5] 吴长忠，查道成．药事管理学．北京：军事医学科技出版社，2013.

[6] 杨世民．国家执业药师资格考试应试指南药事管理与法规．北京：中国医药科技出版社，2011.

[7] 执业药师资格认证中心．国家执业药师资格考试应试指南药事管理与法规．北京：中国医药科技出版社，2014.